바로 WALKING

바로 WALKING

초 판 1 쇄 2022년 5월 27일

지 은 이   박평문
펴 낸 이   양지영
펴 낸 곳   브레이커(Breaker)
일러스트   김종균
디 자 인   크리머스 - 한광재, 이진이

등   록   2019-000025호(2019년 9월 4일)
주   소   대전 유성구 전민동 엑스포로 448 304동 503호
전   화   010-3405-0255
이 메 일   lks6669@daum.net

ISBN 979-11-971863-0-1
이 도서의 국립중앙도서관 출판사도서목록(CIP)은 e-CIP홈페이지(http://www.nl.go.kr/ecip)와
국가자료목록시스템(http://www.nl.go.kr/kolisnet)에서 이용하실 수 있습니다.

이 책의 내용에 대한 재사용은 저작권자와 브레이커의 서면 동의를 받아야만 가능합니다.
잘못 만들어진 도서는 구입한 곳에서 교환이 가능합니다.

바로
걷기를 멈추면 모든 것이 멈춘다
WALKING

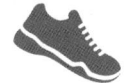 박평문 지음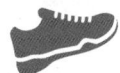

BRE**V**KER

독자의 글

 "내 몸을 고치는 두 의사는 나의 왼쪽 다리와 오른쪽 다리다."역사 연구자 트리벨리언의 수필 Walking의 서두에 나온 말이다. 만약 당신이 걷기의 소중함을 잊고 있다면 '걷기의 역습'을 피할 수 없을 것이다. ≪바로 Walking≫은 앞서 ≪장수는 위험하다≫의 저자가 내놓은 전반적인 건강 지침서이다. 걷지 않는다면 건강도 없다고 말하며 그냥 걷기가 아닌 바른 걷기, 더 나아가 건강한 삶에 대한 친절한 안내서이다. 걷기가 힘에 부치면 앉는다, 눕는다, 그리고 걷기의 역습이 시작된다. 이 책에 소개된 바른 걷기를 위한 몸 사용설명서를 잘 따른다면 멋진 삶의 주체로 거듭나는 자신을 확인할 수 있을 것이다.

이정옥_유튜버 뚜루뚜 책읽기

 걷기는 우리 몸의 수천 부위가 상호작용하면서 이루어지는 움직임이다. 몸의 모든 부위의 기능이 조화롭게 작동되어야만 올바른 걸음걸이가 가능하다. 걷기를 단순한 이동의 수단으로만 생각하는 사람들에게 이 책은 건강과 삶을 변화시키는 놀라운 힘이 무엇인지 알려 줄 것이다.

노종철_체육학박사 밀양시보건소

이 책은 지역사회 건강증진사업에 오랫동안 관심을 가지고 다양한 사업을 추진해 온 저자의 생생한 목소리를 듣는 것처럼 쉽고 부담이 없다. 이동 수단의 발달로 걷기를 잃은 현시대에 가장 뛰어난 운동기구인 걷기의 힘을 다시 한 번 알려준다. 이 책은 걷기가 이끄는 새로운 세상과 소통하는 경험을 제공해 줄 것이다.

김미영_국립중앙의료원 공공보건의료교육훈련센터

걷기는 다른 레저스포츠와 달리 비용이 들지 않고 마음만 먹으면 당장이라도 가장 손쉽게 실천할 수 있는 운동이다. 하지만 이마저도 규칙적으로 실천하기란 참으로 어려운 일이다. 걷기 운동에 관심이 있는 사람들에게 걷기를 멈추지 않고 제대로 더 많이 걸을 수 있게 해주는 저자의 20년 바르게 걷는 법과 운동법에 대한 노하우가 담긴 이 책이야말로 좋은 실용서가 될 것임을 믿어 의심치 않는다.

윤은정_건강운동관리사 인천계양구보건소

고혈압, 고지혈증, 당뇨, 치매, 우울증, 갱년기, 골다공증, 요통, 관절염, 위염, 소화불량, 변비, 방광염, 정력 감퇴, 부신피로증후군, 비염 등

등 못 고치는 질환이 없다는 '만병통치약'이 발견되었다. 조물주가 개발하고 저자가 소개하는 '걷기 약'이다. 평생 공짜로 먹을 수 있고 부작용 1도 없는 상약이다. 내 건강과 삶에 어떤 변화가 있는지 속는 셈 치고 최소 3개월만이라도 매일 먹어보자. 지식이 넘쳐나는 시기에 아날로그적 지혜를 선물한 《바로 walking》은 세상의 빛과 소금이 될 것이다.

김호남_대전 유성구 건강한약국 약사

하루 10분 바른 자세 걷기로 건강과 자신감은 키우고 병원비나 건강유지비는 줄일 수 있다면 이것이야말로 최소의 비용으로 최대의 효과를 얻는 가성비 최고의 투자가 아닐까? 모든 현대인에게 《바로 walking》을 권하며, 바른 걷기 운동을 통해 건강한 삶에 한 발짝 다가서길 희망한다.

박창문_경남인적자원개발위원회

걷기 운동은 자동차 사용이 생활화된 현대인의 건강을 위해서 선택이 아니라 필수가 되었다. 《바로 walking》은 당신의 걸음이 건강 밑거름이 되도록 친절한 안내자 역할을 해 줄 것이다. 저자의 주장처럼 "걸음을 멈추면 모든 것이 멈춘다." 지금 바로 걷기를 시작하자.

김진수_양산시보건소

《바로 walking》은 걷기 운동 전반에 대해 망라되어 있으며 누구나 읽고 이해할 수 있을 정도로 쉽다. 걷기에 관해서는 《바로 walking》한 권으로 족하다. 저자의 걷기 운동예찬에 17년의 내공이 느껴진다. 나무와 흙의 향기를 맡고, 새소리와 바람 소리를 듣고, 나뭇잎 사이 햇살을 느낄 수 있는 가까운 공원이나 숲으로 나가자. 바로 지금, 바로 walking !

홍지영_부산숲치유센터

건강을 위해 걷기를 시작한 지 꽤 오래되었다. 단순히 걷기만 열심히 하면 되는 줄 알았다. 우연한 기회에 저자의 걷기 아카데미에 참가하였다. 처음에는 바른 걷기가 익숙하지 않아 불편했지만 습관으로 바뀌니까 확실하게 운동의 효과가 배가 되는 느낌을 받았다. 나이 들면서 앞으로 구부러지던 자세가 바르게 잡히면서 자신감으로 이어졌다. 《바로 walking》은 걷기를 좋아하는 사람들에게 삶의 질을 높여주는 유용한 가이드북이 될 것이다.

이명호_신어산자연캠핑장

보건소 걷기 운동 사업을 3년을 하면서도 정작 내 자신은 걷기에 소홀했던 것 같다. 《바로 walking》을 읽고 하루 10분 걷기가 우리의 건강과 행복을 지켜내기에 충분하다는 것을 알게 되었다. 바로 지금부터 매일 10분 투자로 내 건강을 지켜 낼 것이다. 저자는 걷기뿐만 아니라 간단하면서 다양한 근력 운동법을 소개하고 있다. 건강을 지키기 위한다면 꼭 읽어봐야 할 책이다.

박경희_울산광역시 동구보건소

"근력 운동을 먼저 해야 할까?, 유산소 운동을 먼저 해야 할까?", "오늘도 걷다가 무심코 발목을 삐었는데 습관성인가?" 《바로 walking》은 이 같은 의문을 해소해줄 뿐만 아니라 바쁘게 밀려드는 일들로 인해 위협받고 있는 내 몸을 건강하게 거듭날 수 있도록 마인드부터 생활습관까지 다시 점검하게 해 준다. 걷기에 대한 마음가짐부터 상황별 맞춤걷기와 걷기를 돕는 운동까지 포괄적인 내용을 쉽게 이해하고 적용할 수 있게 해 주기에 일상에 치여 운동할 시간을 따로 내지 못하는 분들에게 매우 유용한 책이 될 것이다. 이 책을 읽고 달라진 점은 걸을 때 잘 걷고 있는지 의식하는 '인지 걷기'와 조금이라도 시간이 나면 걷는 '틈새 걷기'를 생활화하고 있다.

조소연_서비스&플랫폼기획자

걷기는 가장 기본적인 행동이며, 육체적인 운동 효과뿐만 아니라 우리의 정신건강에도 많은 이로움을 준다. 《바로 walking》은 저자의 일상을 그대로 지면에 옮겨 놓은 듯하다. 운동은 하고 싶지만 시간부족으로 실행하지 못하는 분들에게 틈새운동의 노하우를 전해줄 것이다.

정춘엽_청도군보건소

이 책에 관심 있는 당신이라면 평소에 건강관리에 신경 쓰는 분 일겁니다. 당신에게 필요한 것은 운동의 필요성이나 동기부여가 아닌 건강하기 위한 원리와 방법일 것입니다. 저는 워킹 맘으로 살아가면서 스스로 돌보지 못한 결과를 몸소 경험하게 된 사람입니다. 허리는 몸의 중심이 맞더군요. 몸의 중심이 무너지는 순간부터 저의 삶의 의욕도 질도 떨어졌습니다. 여러 치료를 나름 해 보았습니다만 효과를 보았다고 할 만한 치료 방법을 저는 경험하지 못했습니다. 지금은 이 책을 통해서 나의 몸을 다스리고 돌보는 중입니다. 우리 몸의 중심을 잡아가는 방법들이 자세히 안내되어 있는 《바로 walking》은 그 어떤 의사의 설명보다 더 설득력이 있었습니다. 명쾌한 원리와 정확한 방법은 결과의 지점을 다르게 합니다.

김은진_강원심리치료센터원장

나이가 들수록 얼굴은 그 사람을 대변한다. 표정 속에서 사람의 성품이 베어난다. 그럼, 개인의 전체 이미지를 결정하는 자세와 걷기에 삶과 건강정보가 깃듦은 당연하겠다. 우리가 자연스럽게 익힌 걷기가 건강할 때는 간과되다가 나이가 들어 신체의 통증으로 신호가 올 때쯤이면 잘못됐음을 알게 된다. 이 책에서는 걷기 속도와 건강이 밀접한 관계에 있다고 강조한다. 걷기에 불편함을 느끼는 시기, 이제 다시 걸음과 걷기를 배울 적절한 시기이다.

주홍진_진해 기적의 도서관장

평소에 걷기동아리 활동을 하면서 궁금했던 내용들이 《바로 walking》에 자세하게 쓰여 있었다. 이 책은 바쁘게 살면서 운동이 부족한 사람들에게 걷기운동의 필요성과 가치를 리얼하게 알려주고 있다.

문용철_함안군 걷기운동동아리회장

걷기의 가치와 질환 예방을 위한 걷기 방법을 탁월하게 정제했다. 지금 당장·올바르게 ≪바로 walking≫ 하자.

이규승_의학박사

시작하는 글

걸을수록 약이 되는 걸음,
걸을수록 독이 되는 걸음

저자는 17년째 마을 단위의 걷기 운동 지도자를 양성하고 있다. 걷기도 교육을 받나? 의아해하는 사람들이 있을 것이다. "지금까지 바른 걷기 자세를 배워 본 적 있나요?"라고 물으면 '없다'라는 대답이 돌아온다.

우리는 태어나서 돌쯤부터 지금까지 매일 수 없이 걸었다. 걷기는 자연스럽게 시작된 것으로 알고 있지만 그렇지 않다. 지금의 자연스러운 걸음을 위해 겪었던 수많은 시행착오를 기억 못 할 뿐이다.

아장아장 걸음을 시작하는 아이를 보면 잊힌 기억이 되살아나려나? 우리도 많이 넘어졌다. 그러나 넘어진 숫자만큼 다시 일어섰기에 지금 우리는 자연스럽게 걷고 있다.

만약에 다시 일어서지 않았다면 어떻게 됐을까? 우리의 걸음은 수많은 시행착오를 이겨낸 결과물이다. 새삼 축하받을 일을 해낸 것이다. 인간의 독립생활은 걷기와 함께 시작되었고 걷기가 끝날 때 독립생활도

끝난다. 이것이 걷기의 본질이다.

걸음을 멈추거나 잘못된 자세로 걸으면 걷기의 역습이 시작된다. 숨이 넘어가는 상황을 겪지 않은 사람은 산소의 소중함을 모르는 것처럼 걷기의 소중함도 걸을 수 없을 때 깨닫는다.

걷기의 역습은 목, 어깨 통증으로 시작해 등, 허리, 무릎, 발목, 발바닥을 이어져 주저앉게 되고 드러눕게 된다. 몸만 드러눕는 것이 아니라 삶이 송두리째 드러눕게 된다.

걷기의 중요성을 무시한 결과다. 신체는 척추와 하지를 중심으로 발달한 바른 정렬상태에서 기능을 제대로 발휘한다. 잘못된 걷기 자세는 발에 가해지는 하중이 적절하지 않아 효율을 내기 어렵고, 근골격계에 미세한 손상을 발생시킨다. 이렇게 조금씩 변형된 하지 정렬은 구조학적 어긋남으로 인해 몸 전체의 변형을 가져온다. 결국, 몸의 피로와 체형 불균형, 하지근육의 약화를 초래하고 무릎 관절염, 척추 측만증, 거북목 등 다양한 병의 원인이 된다.

많은 연구자(김연진, 2000; 김창규, 2006; 손남영, 2014; 이혜진, 2020)가 "틀어진 체형을 교정하려면 자세와 걸음걸이부터 바로 잡아야 한다."라고 강조한다. 신체 불균형은 원인을 해소하지 않으면 운동과 수기요법으로 교정을 해도 원상태로 돌아간다. 매일 잘못된 자세로 걷기 때문에 다시 틀어지는 것이다.

잘못된 자세로 인한 걷기의 역습이 시작되기 전에 하루라도 빨리 바른 걷기 자세를 배워야 한다. 알고있지만 정확하지 않으면 전부를 모르는 것이다. 그래서 처음부터 다시 배워야 한다.

알면 쉽지만, 모르면 사서 고생하는 것이 건강관리다. 생활 속에서 간편하고 쉬운 건강관리 방법을 전하기 위해 이 책을 썼다.

건강관리의 가장 쉬운 방법이 뭘까? 바른 걸음이다. 이 책은 당신에게 바른 걸음에 대한 새로운 지식을 전해주고 동시에 '잘 걷고 있는가?'라는 질문을 던질 것이다. 실천은 당신의 몫이다. 목적지에 이르는 길을 아는 것과 그 길을 직접 걷는 것은 다르다.

저자는 독자들에게 지식과 정보를 전달하는 '앎'이 아니라 걷기의 가치를 새삼 깨닫는 '마음'을 주고자 노력했다. 그 때문에 글을 쓰는 내내 '무엇을 전할 것인가'보다는 '어떻게 전할 것인가'에 집중하고 고민했다.

저자의 고민이 독자에게 전해지기를 바라면서 부끄러움을 무릅쓰고 《바로 Walking》을 세상에 내놓는다.

2021년 봄,
건강마을제작소를 품은 광석골에서

걷기의 역습이 시작되기 전에
하루라도 빨리 바른 걷기 자세를 배워야 한다.
정확하게 알지 못하면 전부를 모르는 것이다.
그래서 처음부터 다시 배워야 한다.

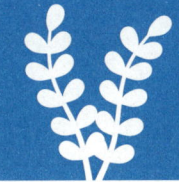

- **Contents**

  독자의 글   004
  시작하는 글   010

1장
걷기를 멈추면 모든 것이 멈춘다

1. 걷기의 가치를 탐하라   020
2. 멋진 코스가 없다면 계단이라도 걷자   022
3. 걷기 결정권을 지키자   025
4. 걷기를 무시하면서 살았다   027
5. 매일 걷고 싶다   029
6. 당신 책임만은 아니다   032
7. 걷기와 ten bagger   034
8. 이사 왔나요?   036
9. 걷기를 소확행으로 바꾸는 지혜   038
10. 걷기는 나의 행복 멘토   040
11. 건강은 불편함에서 온다   042
12. 틀을 깨는 아이디어 걸어야 나온다   045
13. 인생 후반전의 행복 찾기   047

2장
하루 10분 걷기의 힘

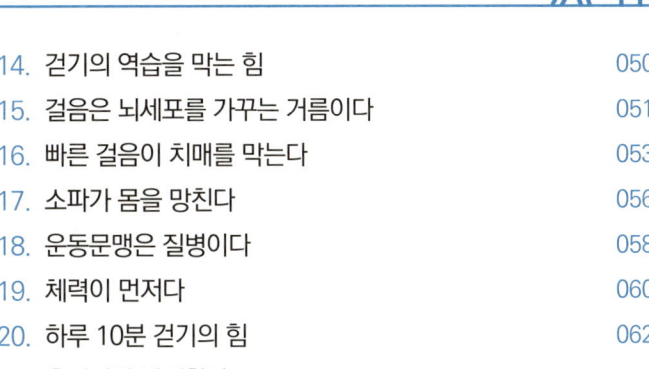

14. 걷기의 역습을 막는 힘 — 050
15. 걸음은 뇌세포를 가꾸는 거름이다 — 051
16. 빠른 걸음이 치매를 막는다 — 053
17. 소파가 몸을 망친다 — 056
18. 운동문맹은 질병이다 — 058
19. 체력이 먼저다 — 060
20. 하루 10분 걷기의 힘 — 062
21. 움직여야 발전한다 — 065

3장
걷기, 잘못하면 상처를 남긴다

22. 익숙한 걸음이 통증 부른다 — 068
23. 당신의 걸음은 몇 살입니까 — 070
24. 걷기를 관찰하라 — 074
25. 바른 걷기 자세 — 076
26. 내 걸음을 살피는 걷기 자세 체크리스트 — 080
27. 걷기 균형을 향상시키는 Tips — 082
28. 4박자 보행 — 086
29. 건강한 삶을 선사하는 3개의 발아치 — 088
30. 족저근막염의 재발원인은 잘못된 걷기자세다 — 091

31. 족저근막염 탈출하기   094
32. 머리의 문제가 다리에서 시작 된다   096
33. 발의 구조와 기능   098

4장
근육은 인생 2막의 우산이다

34. 근육은 인생 2막의 우산이다   101
35. 근육이 몸의 나이를 결정한다   103
36. 걷기 운동 전·후에 근력운동을 하자   105
37. 후천성 건강장수 DNA 챙기셨나요?   107
38. 근력운동, 알면 쉽다   109
39. 집에서 하는 튼튼한 다리 만들기 운동   113
40. 내리막길 걷기를 위한 근력운동   118
41. 바른 걸음 도와주는 코어 근육 복원 운동   121
42. 느린 걸음의 원인은 코어근육 약화다   127

5장
당신의 걷기는 달라져야 한다

43. 걷기 속도에 변화를 주자   131
44. 운전하듯 걸으면 된다   134
45. 탁월한 건강을 위한 비결   136

46.	틈새 걷기는 자기계발이다	138
47.	걷기와 걷기 운동은 하늘과 땅 차이	141
48.	걷기 효과는 장소에 따라 다르다	143
49.	맨발 걷기의 매력	146
50.	건강하게 오래 살려면 빨리 걸어라	149

6장
질환 예방 관리를 위한 맞춤 걷기

51.	로코모티브증후군을 예방하는 일상걷기	152
52.	골다공증을 예방하는 쿵쿵 걷기	154
53.	이상지질혈증과 심장병 예방을 위한 빠른 걷기	156
54.	자율신경실조증을 물리치는 햇살 걷기	158
55.	한 달에 하루 살찌는 갱년기 여성을 위한 근파워 걷기	160
56.	무릎 아픈 사람을 위한 물속 걷기	163
57.	우울증·고혈압 환자를 위한 숲속 걷기	166

7장
걷기를 돕는 주요 관절 운동

58.	움직임의 비밀	169
59.	안정성과 가동성	172
60.	넘어져도 꺾이지 않는 발목 관절을 위한 운동	175

61. 흐린 날씨에도 쓸 만한 무릎 관절을 위한 운동   179
62. 휘는 등골 잡아주는 허리 관절을 위한 운동   183
63. 사통팔달 어깨 관절을 위한 운동   187
64. 관절의 최고봉, 목 관절을 위한 운동   191
65. 등 결림을 완화하기 위한 운동   194

감사의 글   198
끝내는 글   199
참고문헌   200

1장

걷기를 멈추면
모든 것이 멈춘다

세상과 나를 이어주는
모든 걸음은 아름답다.

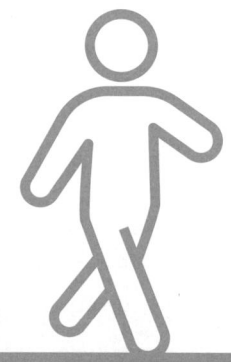

1.
걷기의 가치를 탐하라

모든 나무는 바람에 흔들리면서 자란다. 나무가 바람이라는 시련을 견뎌내듯 사람은 움직임이라는 불편함을 견뎌야 건강해진다. 움직이지 않고 건강을 기대하는 것은 꽉 잠긴 수도꼭지에서 물이 나오기를 바라는 것이다.

움직이는 것은 불편하지만 그 불편함이 온몸의 피를 순환시킨다. 움직임의 기본은 걷기이다. 걸어야 비로소 온몸의 피가 순환하니 걷기는 곧 생명이다. 걸음을 멈추면 혈액순환이 멈추고 생명이 멈춘다.

걷기의 가치를 WALK로 표현했다.

        Wonderful body 멋진 몸을 가질 수 있다
        Account save 의료비 지출을 막아준다

　　　　Life along 오래 살게 해 준다
　　　　Know village 사는 동네를 더 잘 알게 해 준다

　친한 이웃들과 동네 구석구석을 걸어 다니면서 멋진 몸을 만들고 의료비를 줄이고 건강하게 오래 사는 것이 행복한 삶이다. 이렇게 걷기를 통해 이웃의 건강과 안부를 챙기는 일상을 '마을 공동체 돌봄 체계'라고 한다.

　누군가 내게 "어디에서 살고 싶냐"라고 물으면 "걷기를 좋아하는 사람들이 많이 있는 걷기 좋은 동네에서 살고 싶다"라고 답할 것이다.

2.
멋진 코스가 없다면
계단이라도 걷자

우리는 하루에도 여러 번 건강을 결정짓는 순간과 마주친다. 가장 흔한 기회는 계단과 엘리베이터를 선택하는 순간이다. 망설이지 말고 계단을 이용하자. 걸어서 오르는 만큼 근력은 좋아지고 걸어서 내려가는 만큼 체중도 빠진다. 이렇듯 건강과 행복은 본인이 일상에서 선택한 결과물이다. 언제 어디서든 기회가 되면 일단 걸어보자.

아파트 2층에 거주하는 50대 중반의 지인은 매일 출퇴근 전 20층까지 계단으로 오르내린다. 운동을 위해 따로 시간을 내지 않고 계단을 이용하니 날씨에 상관없이 매일 할 수 있다고 한다.

"처음에는 5층을 걸어 오르기도 힘들었지만 5개월이 지난 지금은 중간에 쉬지 않고 한 번에 20층까지 오르내린다. 점점 다리에 힘이 붙고 서서히 뱃살도 빠진다."라고 했다. 이처럼 일상생활 속에서 걷기를 실천할

버스정류장	두 정거장 미리 내려서 걷는다.
지하철역	한 정거장 미리 내려서 걷고 에스컬레이터보다 계단을 이용한다.
장보기	30분 이내의 거리는 가능한 걸어서 이동한다.
걷기 친구 만들기	보건소에서 운영하고 있는 걷기 동호회나 기타 걷기 동호회에 가입한다. 함께 걸으면 지루하지 않고 중단 없이 장기간 걸을 수 있다.
산책로 걷기	주 1~2회 주변의 산책로를 걷거나 가까운 산을 오른다.

수 있는 기회는 많다.

계단을 이용하면 불편하다. 그러나 인체를 구성하는 모든 부품은 움직일 때 그 기능을 제대로 발휘한다. 불편함이 건강과 행복의 씨앗이 된다.

앞서 소개한 '걷기의 4가지 가치(WALK)'는 불편함을 이겨낸 사람들에게 주어지는 선물이다. 그 선물을 탐하는 것이 일상이어야 한다. 다음 장의 체크리스트를 통해 현재 실천하고 있는 걷기를 체크해 보고 새로운 걷기를 도전해 보자.

▶▶ 생활 속 걷기 체크리스트 ✓

집

- ☐ 장보기는 당일 필요한 양만을 구입하여 자주 보기
- ☐ 가까운 거리는 걷기
- ☐ 아이들과 함께 집 주변 걷기
- ☐ 엘리베이터보다는 계단 이용하기
- ☐ TV를 볼 때 리모컨을 사용하지 않기

직장

- ☐ 출퇴근 시 한 정거장 먼저 내려 걷기
- ☐ 엘리베이터나 에스컬레이터 대신 계단 이용하기
- ☐ 가까운 거리는 걸어서 출근하기
- ☐ 차를 가지고 출근할 경우 가능한 먼 곳에 주차하기
- ☐ 화장실, 휴게실 이용 시 계단으로 다른 층 가기
- ☐ E-mail, 메신저, 전화 대신 직접 동료 찾아가기
- ☐ 걸어서 다녀올 수 있는 가능한 먼 곳에서 식사하기
- ☐ 점심시간에 동료들과 주변을 거닐며 대화하기
- ☐ 휴식시간에 커피 마시면서 걷거나 산책하기
- ☐ 동료들과 걷기 증진을 위한 목표 하나를 선정하기

이동시간

- ☐ 외출 할 때는 걷기
- ☐ 목적지보다 한 두 정거장 먼저 내려서 걷기
- ☐ 버스나 지하철을 기다리면서 계속 움직이기

3.
걷기 결정권을
지키자

"내가 결정하지 않으면 세상이 결정권을 가져 갈 것이다."
에릭 바커가 《세상에서 가장 발칙한 성공법칙》에 남긴 말이다. 참 무서운 말이다. 결정권을 뺏기면 삶의 주체가 아닌 부속품으로 살게 된다.

쉬고 싶지만 출근해야 하고, '아니요'라고 말하고 싶지만 '네'라고 말해야 하고, 거절하고 싶지만 승낙해야 한다. 따지고 보면 스스로 '을'의 삶을 선택한 것이다. 왜 그랬을까? 편히 쉬고 싶은 욕심이라는 덫에 걸렸기 때문이다. 이 욕심이 나의 결정권을 서서히 빼앗아 간다.

건강도 마찬가지다. 더 먹고 더 안 움직이고픈 욕심이 나의 건강 결정권을 서서히 질병에게 넘겨준다. 걷고 등산하며 체중을 줄이고 건강해지고 싶지만, 살이 찌고나니 무릎도 허리도 아파서 걷지 못한다.

질병에게 넘겨준 나의 건강 결정권을 되찾기란 결코 쉬운 일이 아니다. 가장 쉬운 걷기 결정권부터 다시 찾아오자. 내가 결정하지 않으면 질병이 내 삶을 결정할 것이다.

4.
걷기를 무시하면서
살았다

　모든 제품은 사용 설명서가 있다. 우리가 가진 제품 중에서 가장 귀중한 것은 나의 몸이다. 그런데 몸 사용 설명서는 없다. 배운 적도 없고 평소에 잘 사용하고 있는지 확인할 수도 없다. 아파서 병원에 가야만 고장 난 이유를 알 수 있다.

　우리가 가장 많이 사용하는 장수 기술은 '걷기'다. 그런데 이 기술을 올바르게 사용하도록 가르쳐주는 매뉴얼은 찾기 어렵다. 걷기는 평생 건강을 좌지우지한다. 잘못된 자세로 걸으면 꿈꾸는 목적지에 도착하기 전에 통증을 먼저 만나게 될 것이다.

　몸이 느끼는 통증 부위와 원인은 다양하지만, 그 원인이 '잘못된 걷기'라는 것을 아는 사람은 드물다. 매일 걷고 있는 우리의 걸음이 내 몸에 약이 될 수도 있고 독이 될 수도 있다. 바른 자세로 걸으면 최고의 약이 되고, 그렇지 않을 때는 최악의 독이 된다.

저자가 진행하는 상설 걷기 교육에 참여한 60대 남성이 남긴 후기가 떠오른다. "젊었을 때 바른 걷기 자세를 배웠다면 내 몸에 약이 됐을 텐데, 평생 독으로 사용하다가 60세가 되어서야 올바른 걷기를 배웠다."라면서 후회와 함께 고마움을 표했다.

우리는 오늘도 통증을 향해 스스로 걸어가고 있다. 통증 탈출의 첫 걸음은 바른 걷기다. 3장에서 소개하는 '바른 걷기 자세'를 참고하여 잘못된 걸음으로 인해 쌓인 먼지를 털어내고 기름을 칠하자. 그래서 걷기를 멈추지 말자.

5.
매일
걷고 싶다

걷기가 스트레스를 날리고 마음의 안정과 체력 증진에 도움을 준다는 것을 알고 있다. 그래서 지금보다 더 많이 걷고 싶다. 하지만 내가 사는 동네는 걷기를 방해하는 것이 많아서 원하는 만큼 걷지 못한다.

집에서 가까운 곳은 걸어가고 싶은데 공장의 소음과 악취뿐만 아니라 가로수가 없어 쉴만한 곳이 없고 도로가 좁아 위험하다. 걷기 생활화는 개인의 의지도 중요하지만 걷기에 편리하고 안전한 보행환경을 만드는 것도 중요하다.

국가와 지자체는 걷기 생활화를 강요만 할 것이 아니라 걷기 좋은 환경을 만드는 것이 우선이어야 한다.

《걷고 싶은 도시라야 살고 싶은 도시다》의 저자 강병기는 "적어도 걸

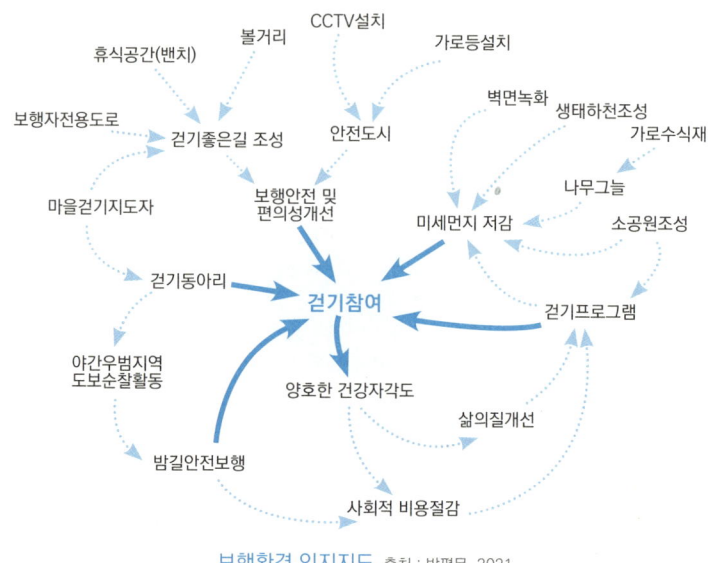

보행환경 인지지도 출처 : 박평문, 2021

을 수 있는 여건이 마련되어야 한다. 다음은 걷기 쉬워져야 한다. 여기까지는 물리적 시설환경의 개선과 정비의 과제이다. 최종 목적은 걷고 싶은 감정을 동하게 만드는 환경이 마련되어야 한다."라고 했다.

보행과 관련되는 환경요인의 인지지도를 그려보니 걷기에 영향을 미치는 환경요인이 의외로 많다. 모든 것을 한꺼번에 바꾸는 것은 불가능하다. 마을 공동체와 지자체가 협력하여 먼저 개선할 수 있는 것들을 선택해야한다.

보행 편의성과 안전성이 확보된다면 지금보다 더 많은 사람이 생활 걷기에 동참할 것이다. 걸음은 단순히 두 다리로 걷는 것이 아니라 온 몸의 근육과 관절이 유기적으로 관여하는 행위예술이다. 마찬가지로 한 사람의 걸음은 그녀/그를 둘러싸고 있는 환경의 간섭이요, 관심의 산물이다.

이 책이 많은 분에게 또 하나의 간섭이 되어 걷기에 더 많은 관심을 가지는 계기가 되길 바란다.

6. 당신 책임만은 아니다

요즘은 건강을 개인이 아닌 사회적 문제로 본다. 이에 맞춰 정부, 지자체 등은 건강도시 조성을 위한 정책적 노력을 기울이고, 국민은 건강에 영향을 미치는 지역·환경요인에 대해 관심이 높다.

여러 환경요인 중 신체활동의 이점에 대한 논의도 활발하다. WHO(세계보건기구, 2010)는 "신체활동 부족이 세계인의 4번째 사망원인"이라고 발표했다. 또한, "규칙적인 신체활동이 25개 이상의 만성 질환 및 조기 사망에 대해 최소 20~30%의 위험을 감소시킬 수 있다(Darren, Shannon, 2016)"라는 연구 결과도 있다.

개인의 건강 결정요인으로 신체활동이 부각되자 최근에는 전 세계 국가의 주요 건강정책으로 발전했다. WHO 회원국 중 56%는 신체활동증진 정책을 국가 차원에서 추진 중이며, 2025년까지 신체활동 부족 수준을 10% 줄이기로 합의했다.

다양한 신체활동 중에서도 '걷기'는 공중보건이 풀어야 하는 과제의 많은 부분을 해결할 수 있는 활동으로 국가가 관리하는 정책목표이다.

우리나라에서는 보행환경 개선을 통해 건강증진을 도모하기 위한 연구가 진행 중이다. 지역사회건강조사, 국민건강영양조사를 통해 전국, 시군구의 걷기 실천율을 조사하고 주요 지표로 관리한다. 또한 전국 보건소에서는 다양한 걷기 활성화 사업을 추진하고 있다.

그러나 국가차원의 노력에도 불구하고 걷기 실천율은 2009년 53.27%에서 2019년 40.4%로 감소했다(질병관리본부, 2019). 그 이유에 대해 서울여대 조정환 교수는 "보행 결정요인이 상호 복합적으로 작용하지만, 걷기 사업을 추진하는 일선 현장에서는 이러한 보행 결정요인 간의 상호관련성에 대해서 다차원적으로 면밀히 접근하지 못하기 때문이다"라고 했다.

따라서 걷기 실천율 향상은 보건복지부와 다양한 부처가 협력하는 다차원적인 접근 전략이 필요하다.

7.
걷기와
ten bagger

투자는 추가적인 부의 증식을 위한 선택이 아니라 내 재산 가치의 하락을 방어하기 위한 필수사항이라고 한다. 이 책에는 투자금 없이 수익을 남길 수 있는 마법의 투자방법이 있다. 지금 시작해도 늦지 않다. 바로 하루 10분 바른 자세로 걷는 것이다. 10분 투자해서 10배의 수익을 챙기는 ten bagger 종목이 바로 '걷기'다.

출근 준비에 바쁜 아침, 간편하게 토스터를 사용하여 식사를 해결한다. 토스터기의 이 '기능'을 쓰는 시간은 하루 1,440분 중 10분 미만이다. 하루의 1%에도 못 미치는 짧은 시간이지만 '에너지 섭취'라는 '의미'가 있다. 즉, 1%도 안 되는 시간 속에 99%를 위한 가치가 담겨있다.

토스터처럼 질병을 예방하고 활기찬 생활을 위하여 아무리 바빠도 하루에 10분은 활기차게 걸어야 한다. 하루 10분 걷기는 투자할 가치가 충분하다. 오늘뿐만 아니라 내일에도 도움 된다. 1% 투자해서 99%를 가치 있게 만들어 준다면 남는 장사 아닌가!

8.
이사 왔나요?

평소 꾸준히 운동을 하다가도 이사를 가거나 직장을 옮기는 등 생활에 변화가 생기면 자연스레 운동에 소홀해진다.

서서히 변해가는 몸을 보면서 다시 운동을 다짐하지만, 몸이 움직이지 않는다. 시간이 지날수록 움직이는 것마저도 귀찮다. 이처럼 생활의 변화로 운동습관이 망가졌을 때는 "운동해야지, 운동해야 하는데"라는 강박으로 자신을 몰아붙이지 말고 가벼운 마음으로 새로 이사 온 동네를 구경해보자. 운동을 다시 시작하는 계기가 될 것이다.

리베카 솔닛은 《걷기의 인문학》에서 '새로운 장소는 새로운 생각, 새로운 가능성이며 세상을 두루 살피는 일은 마음을 두루 살피는 가장 좋은 방법'이라고 했다.

새로운 동네를 걸으면서 두루 살피는 것은 곧 마음을 살피는 시간이다. 편안한 마음으로 다니다 보면 '운동'의 강박에서 벗어나 서서히 신체활동량을 늘릴 수 있다.

처음 이사 왔을 때는 아는 사람이 없으니 외롭고 우울해지기도 한다. 우울한 사람의 뇌는 계속 그 상태를 유지하려고 하니 어떻게든 집 밖으로 나가자. 집안에 계속 머무를수록 끊임없이 우울해진다.

그저 밖으로 나가 공원의 꽃, 나무, 호수의 물, 그 위에 비치는 햇살을 보자. 기분은 좋아지고 외롭고 우울함은 사그라진다. 새로 이사 온 사람들을 위한 '우리 동네 함께 걷기' 프로그램이 있으면 어떨까?

9.
걷기를 소확행으로 바꾸는 지혜

1992년 바르셀로나 올림픽에서 마라톤 금메달을 딴 국민 마라토너 황영조 선수는 "훈련할 때 너무 힘들어서 달리는 차에 뛰어들고 싶었던 때도 있었다."라고 했다. 운동 자체를 미친 듯이 좋아하는 사람은 드물다.

걷기 운동은 지루하고 힘들다. 강력한 동기 부여가 필요하다. 걷기 운동 자체를 목표로 하는 것보다 내 삶의 목표달성을 위해 필수적인 건강을 유지·증진하는 나만의 방법으로 생각하는 것이 좋다.

이처럼 걷기 운동의 가치를 내 삶을 위한 소소하지만 확실한 행복, '소확행'과 연결해 보자. 걷기가 다르게 보일 것이다.

예를 들면, 가을에 연인과 함께 제주 올레길을 걷기 위한 연습이나 건강한 몸으로 사랑하는 가족과 함께 더 오래 행복하게 살기 위해서, 건강한 직장생활을 위해서, 내년 봄에 순례길 도보여행을 떠나기 위해서 연습을 하는 등 삶의 중간 매개체로 생각하면 걷기 운동이 훨씬 즐겁다.

10. 걷기는 나의 행복 멘토

몸은 정직하다. 아픈데 건강한 척, 슬픈데 기쁜 척하지 않는다. 아프면 열나고 슬프면 눈물 난다. 몸이 보내는 신호를 무시하지 말자. 우리 몸은 산전수전을 다 겪으며 진화했다. 우리 몸은 최고의 멘토이다.

저자는 몸에서 보내는 신호를 무시하지 않고 '경청하고 행(行)하면 복(福)이 온다.' 라는 것을 경험했고 걷기를 꾸준히 하는 것이 행복의 비결이라는 것도 체험했다.

역사 연구자 트리벨리언은 수필 《보행》의 서두에서 이렇게 말했다.
"내 병을 고치는 두 의사는 내 왼쪽 다리와 오른쪽 다리다. 내 몸과 마음은 서로 가까운 곳에 살고 있어서 한쪽이 병에 걸리면 예외 없이 다른 쪽도 병에 걸리는데 그렇게 몸과 마음이 병에 걸렸을 경우에도 그 두 의사를 부르기만 하면 병이 낫는다는 것을 나는 알고 있다."

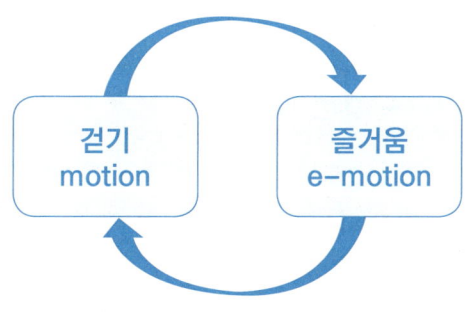

행위와 감정은 무한 순환한다

우리나라에도 '걸을수록 병원에서 멀어진다.'라는 말이 있다. 병원에 입원하면 두 다리의 사용이 제한되고, 활동범위도 아주 좁아진다.

사람의 건강은 걸음에서 시작된다. 어디가 아프면 왜 아픈지 내 몸에서 알려준다. 특히 관절이 아프면 앉고 서고 걷는 자세를 유심히 관찰하자. 분명 잘못된 자세가 원인일 것이다. 몸의 자세posture가 바르면 마음의 자세attitude도 건강해진다.

무릇 심리적 행복감은 신체적 움직임에서 비롯된다. 몸의 움직임 motion이 즐거운 감정emotion을 만들고, 즐거운 감정은 다시 몸이 움직이는 힘이 된다. 우울하고 무기력할 땐 바깥으로 나가서 걸어 보자. 마중 나와 있는 행복을 만날 수 있다.

# 11.
건강은 불편함에서 온다

아오키 아키라는 ≪불편해야 건강하다≫에서 도시생활에서 실천 가능한 4가지 '원시인 건강법'을 소개한다.

첫째, 중력을 느끼면서 살아가자.
우리는 주로 앉아서 생활하며 가까운 거리도 자가용으로 다니고 바로 옆 사무실 직원과도 전화로 소통한다. 도시인은 걷지 않고 활동하지 않는 생활을 한다.

힘들고 귀찮아서 움직이길 싫어하는 사람은 건강을 유지할 수 없다. 중력은 지구인이 누릴 수 있는 혜택인 동시에 부담이다. 중력을 우리의 건강을 지켜 주는 마력으로 여기고 오늘도 중력을 경험하는 시간을 많이 갖자. 중력경험은 중량을 들어 올리고 내리기 같은 형태의 근력 운동도 좋고 10분 이상 걷기도 좋다.

둘째, 생체리듬에 맞춰서 생활하자.

우리 몸에는 지구의 자전에 맞춰진 '생체리듬'이 있다. 생체 리듬은 빛과 매우 밀접하다. 그래서 우리의 생활패턴을 해와 달에 맞추면 된다. 해가 떠 있는 낮에는 활동하고 달이 뜨는 밤에는 쉬는 것이 중요하다. 낮과 밤이 바뀌면 생체 리듬이 흐트러지고 건강을 잃는다. 그래서 일찍 자고 일찍 일어나는 습관이 좋다. 잠들기 1시간 전에는 컴퓨터, 휴대폰을 하지 않아야 숙면을 취할 수 있다.

셋째, 온몸의 감각을 되살리자.

편리함을 즐기다 보면 오감과 본능이 무뎌진다. 이는 직·간접적으로 몸과 마음을 병들게 한다. 예를 들어, 체온조절 능력이 떨어질수록 저체온증이나 일사병에 걸리기 쉽고 약에 의존하면 면역력이 떨어진다. 이런 피해를 막는 것이 오감에 충실한 삶을 사는 것이다. 조금만 추워도 난방기를 켜고 조금 덥다고 에어컨을 켜는 것은 몸의 감각기능을 떨어뜨리는 행위다. 자연의 변화에 우리 몸이 스스로 반응하고 적응하는 것이 건강에 좋다.

넷째, 자연 그대로를 먹자.

가공식품, 간편식, 냉동식품은 우리가 알지 못하는 사이에 건강을 위협한다. 가공하지 않은 상태의 자연식품을 섭취하는 것이 좋다. 거친 음식이 몸에 더 좋다. 또한 식사량도 확인하자. 100% 포만감은 건강의 적이다. 포만감의 80% 정도만 먹자.

원시인 건강법은 생활 속에서 조금만 신경 쓰면 되는 간단한 방법이다. 의·식·주·행과 관련된 4가지 원시인 건강법을 알고만 있는 것은 아무 의미가 없다. 실천이 중요하다.

저자가 일상생활에서 실천하고 있는 불편한 몸 건강법을 소개한다.
우선 많이 걷기 위해 노력한다. 직장에서는 전화 대신 상대방을 찾아가고 다른 층의 화장실을 이용하고 등받이 의자 대신에 포장마차용 의자를 사용한다. 그리고 허리가 뻐근해지는 오후 3~4시쯤에는 온몸 스트레칭을 한다.

남들이 보기에 불편해 보여도 전혀 그렇지 않다. 시간이 갈수록 건강이 좋아짐을 느낀다. 앞으로도 계속 불편함 속에 숨어있는 건강을 찾는 생활을 즐길 것이다. 여러분도 이런 불편함을 즐겨 보는 것은 어떨까?

12.
틀을 깨는 아이디어, 걸어야 나온다

스트레스가 느껴진다면 잠시 일을 멈추고 새로운 곳을 걸어보자. 마음이 편안해지면서 생각도 정리되고 새로운 아이디어도 떠오른다. 아이디어는 억지로 짜낸다고 떠오르지 않는다.

"걷기는 뇌에 활기를 불어넣는다. 뇌는 상호작용하는 시스템이기 때문이다. 신체활동으로 뇌의 한 영역을 자극하면 창조적인 문제 해결 같은 다른 영역도 동시에 자극을 받는다." 신경 촬영 전문가 로더릭 길키 교수와 클린트 킬츠 박사의 설명이다.

그냥 걷는 것보다 주위의 풍경을 볼 때 뇌에 더 많은 자극을 준다. 주변 풍경은 낯선 것이 많을수록 좋다. 한 가지 관점에서만 보는 습관에서 벗어나도록 도와주기 때문이다.

소요학파peripatetic school는 아리스토텔레스학파의 철학자를 일컬으며 Peripatetic은 '걷기를 일삼는 사람'을 뜻한다. 철학과 걷기의 의미가 모두 담긴 단어이다.

애플의 창업자 스티브 잡스나 페이스북 최고 경영자인 마크 주커버그도 걸으면서 아이디어를 구상한다는 건 잘 알려진 사실이다.

Marily와 Daniel의 연구(2014)에 의하면 걷기는 창의적인 생각을 하는데 도움을 주며 특히 아이디어의 양에 긍정적인 영향을 준다고 밝혀졌다. 걷기는 혈액순환을 좋게 하며 심신을 맑고 강하게 만든다. 긍정적인 생각을 하게하고 집중할 수 있게 한다. 걸으면서 신선해진 오감을 통해 고정관념의 틀을 깨는 신선한 아이디어가 툭! 튀어나온다.

13.
인생 후반전의
행복 찾기

나이가 들면 걸음 속도가 느려지고 안정적인 걷기가 어렵다. 8자 걸음을 걷거나 신발을 바닥에 끌며 걷기도 한다. 이처럼 나이가 들면서 걷는 모습이 바뀌는 이유는 근력·유연성의 감소뿐만 아니라 인체 기능의 퇴화 때문이다.

특히, 대뇌의 퇴화는 걷기와 많은 관련이 있다. 40세 이후부터 연간 뇌 용량이 0.5%씩 줄어들고, 70세 이후에는 감소폭이 더 빨라진다. 뇌 용량이 줄어들수록 사물을 보는 초점이 흐려지고 자기수용 감각과 균형 능력이 떨어지면서 걸음이 불안정해진다.

근육량은 40세부터, 유연성은 30세 이후부터 서서히 감소하여 50세 이후 급격히 떨어진다. 이와 같은 이유로 노인의 걷기 속도는 매년 0.1~0.7%씩 감소한다.

걷기 속도가 느려지면 근골격계를 비롯한 유연성, 신경계, 호흡 순환계에 문제가 생겼다는 뜻이다. 따라서 운동과 함께 단백질 섭취를 늘려 근육량을 증가시키고 정기적인 건강검진을 받는 것이 노년기 치매 예방의 기본 수칙이다.

치매는 머리에 생기지만 그 시작은 발바닥이다. 인생 후반전의 행복을 위해서는 인생 전반전에 걷기 운동과 근력 운동이 일상이 되어야 한다.

2장

하루 10분 걷기의 힘

우리의 건강과 행복을
지켜내기에
10분이면 충분하다.

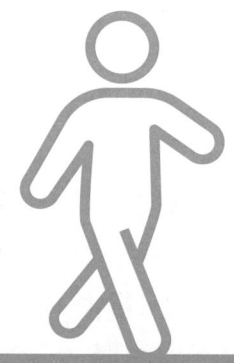

14.
걷기의 역습을
막는 힘

오래전 어느 날, 우리는 중력과의 승부에서 승리하고 스스로 일어섰다.

뒤집고 기고 뒤뚱거리며 넘어지기를 수백 번, 마침내 세상을 향해 첫 걸음을 내딛었다. 첫 걸음은 자신의 직립 보행권을 획득하기 위한 생존의 움직임이다.

첫 걸음 후 오랜 세월이 지난 어느 날, 걸음을 옮기는 것이 힘들다. 혼자 힘으로 일어서기도 버겁다. 점점 더 체력이 떨어져 중력에 대항할 힘이 없다. 앉는다. 그리고 눕는다. 걷기의 역습이 시작되었다.

걸음은 걷기의 역습을 막아내는 강인한 전사다. 생의 마지막 걸음까지 개선장군의 행진처럼 위풍당당해야 한다. 중력을 이겨내는 근력이 필요하다. 우리의 걸음을 이어주는 힘, 근육에서 나온다.

15.
걸음은 뇌세포를
가꾸는 거름이다

인간은 직립보행과 동시에 손을 사용함으로써 두뇌가 발달했다. 이후 자연스레 두뇌에 관심이 집중되었고 걷기의 본질을 소홀히 했다.

두뇌가 컴퓨터라면 전기의 역할은 산소가 한다. 산소는 혈액을 타고 온몸으로, 두뇌로 공급된다. 심장에서 출발한 혈액은 중력에 의해 발끝까지 자동 낙하한다. 발끝의 모세혈관까지 내려온 혈액이 다시 심장으로 돌아가려면 다리 근육은 끊임없이 강력한 수축을 해야 한다.

걷기의 가치가 빛나는 이유는 바로 여기에 있다. 걷기는 다리 근육을 수축-이완시키고 그 힘으로 혈액을 심장에 돌려보낸다. 심장으로 돌아온 혈액과 산소는 두뇌에 공급된다.

유산소 운동은 뇌세포 간의 연결을 강화하고, 시냅스를 더 많이 생성

해서 연결망을 확장한다. 신경가소성과 신경재생에 필수적인 성장인자들은 나이가 들면서 줄어들지만 운동을 하면 다시 늘어나 뇌가 끊임없이 성장하는데 협력한다.

근육을 수축하면 혈관 내피세포 성장인자, 인슐린 유사 성장인자 같은 각종 성장인자가 신체에서 분비되어 혈관을 타고 뇌로 들어가 뇌 성장에 도움을 준다.

이처럼, 활기찬 걷기는 치매 걱정 없이 건강을 유지하고 행복한 삶을 가능하게 한다.

16.
빠른 걸음이
치매를 막는다

100세 시대의 가장 두려운 질병 중 하나는 치매다. 중앙치매센터가 발간한 '대한민국 치매 현황 2019' 보고서에 따르면 국내 65세 이상 노인 인구 중 75만488명이 치매환자로 추정되며 치매 유병률은 10.16%로 나타났다. 치매 환자 수도 지속적으로 증가해 2024년에는 100만 명, 2039년에 200만 명, 2050년에는 300만 명을 넘어설 것으로 예상되고 있다.

노인 10명 중 1명은 치매에 걸린다는 말이다. 각종 의료비와 요양비, 생산성 손실 등 간접비용까지 포함하면 치매 환자 1명당 관리 비용은 2015년 기준, 연간 2033만원에 달한다.

그렇다면 어떤 사람이 치매에 취약할까? 보스턴 보건의료센터 연구팀은 평균 나이 62세인 2,400명을 대상으로 걷기 속도와 치매의 상관관계를 분석했다.

걷기 속도가 느린 사람들은 빨리 걷는 사람들에 비해 치매 발병률이 1.5배 더 높았다. 연구팀은 걷기 속도 감소가 기억력 퇴화와 맞물려 치매 발생의 징조가 된다고 했다.

그리고 미국 메이요클리닉 노화연구소는 70세 이상 노인 중 인지기능과 걷기 속도가 비교적 양호했던 1,478명을 대상으로 4년간 걷기 속도와 인지기능의 상관관계를 관찰했다.

조사 대상자 중 320명(22%)이 인지기능의 두드러진 감소를 보였는데 이들의 걷기 속도 감소폭과 정비례 했다. 우리가 주목해야 할 점은 걷기 속도가 먼저 떨어지고 이어서 인지기능도 떨어진다는 점이다.

영국 에섹스대 연구팀은 치매를 예측할 수 있는 걷기 분석 프로그램을 개발하여 55세 이상을 대상으로 걸음걸이의 미세한 변화를 측정한 결과 다음과 같은 결론을 내렸다.

첫째, 치매 환자는 걸음이 느리다.
둘째, 걸을 때 팔을 잘 흔들지 않는다.
셋째, 걷기 속도가 느려지는 것보다 팔을 적게 흔드는 것이 먼저 나타난다.

걸음걸이를 통하여 치매발생을 예측하는 연구결과들을 종합해 보면, 걸을 때 팔 흔들림이 줄어들고, 이어서 걷는 속도가 느려지고 인지기능이 떨어지면서 치매 발병률이 높아진다는 것이다.

팔 흔들기는 왜 줄어들까? 팔을 빠르고 힘차게 흔들면 발걸음이 빨라진다. 빨리 걸을수록 넘어질 위험이 높아지므로 스스로 걸음 속도를 낮추는 것이다. 그 이유는 결국 다리 근육이 약해졌기 때문이다.

걷기를 계속하기 위해서는 다리의 근육량을 유지하거나 높이도록 노력해야 한다.

치매예방을 위한 건강습관은 의외로 간단하다. 근력 운동을 하면 된다. 근력이 없으면 중력 때문에 몸을 움직이는 것이 귀찮아지고 걷지 않는다. 정맥환류 기능이 약해지면서 혈액순환이 잘 안되고 뇌로 공급되는 피의 양이 줄어들면서 뇌세포에 신선한 산소와 영양공급이 원활치 못하게 된다. 치매 발병 가능성이 높아진다.

17.
소파가
몸을 망친다

태풍을 피해서 항구에 정박해 있는 배는 여유 있고 안전하다. 그러나 태풍이 물러간 뒤에도 출항하지 않는다면 이 배는 더 이상 고깃배 역할을 못한다.

우리 몸은 서 있으면 앉고 싶고 앉으면 눕고 싶다. 이런 모습을 떠올리면 몸이 게으르다고 생각한다. 하지만 아니다. 몸이 아니라 뇌가 게으른 것이다.

뇌는 왜 게을러졌을까?
뇌를 움직이는 감각과 자극이 줄어들어서 그렇다. 감각과 자극은 실내보다 집밖, 야외공간에 더 많다. 현관문을 열고 밖으로 나가자. 걷기만 해도 온 몸의 감각을 자극하며 뇌를 깨우고 활성화시키는데 도움이 된다.

활발한 움직임은 행복을 주고 누워있는 편안함은 불행을 준다. 이것은 모든 사람에게 예외 없이 적용되는 진리다.

지구인이 우주인처럼 유사 무중력 생활을 즐기면 일찍 사망한다. 일상에서 가능한 우주인 체험활동은 다음과 같다. 자동차로 이동하기, 엘리베이터와 에스컬레이터 이용하기, 하루 종일 앉아있거나 누워있기 등이다.

신체활동을 꺼리고 편리함을 추구하는 것은 자신의 건강수명을 줄이는 것이다. 언제, 어디서든 움직이자. 지구인은 중력을 받으면서 활발하게 몸을 움직이는 것을 즐겨야 건강 장수한다.

18.
운동문맹은
질병이다

 부자는 돈을 어떻게 벌고 키우고 지킬까? 가난한 사람은 어째서 벌어도, 벌어도 가난할까? 종자돈의 유무, 부지런함과 삶의 태도, 부모의 재산 등 나름의 이유가 있을 것이다.

 하지만 아무리 많은 재산이 있어도 한순간에 망하는 경우가 있다. 이것은 어떻게 해석해야 할까? 저자는 빈부를 결정하는 것은 '금융지식'의 차이라고 본다.

 돈에 대해 무지한 것을 '금융문맹'이라고 하며 일종의 전염병으로 본다. 나의 금융문맹이 가족과 친지에게 전파되고 이웃과 지역사회에 전파될 수도 있기 때문이다.

 '금융문맹'처럼 사람을 불행하게 만드는 또 하나의 문맹은 '운동문맹'

이다. 내 건강을 위해 어떤 운동이 필요한지 모른 채 운동이면 무조건 좋다고 생각하는 상태를 말한다. 이 질병에 걸리면 건강을 위해서 선택한 운동이 오히려 독이 되어 모든 것을 잃을 수 있다. 그래서 "운동은 알면 약 모르면 독"이라는 말이 있다.

운동문맹이라는 질병을 예방하려면 특정 종목의 운동을 제대로 배우는 경험이 필요하고, 그 과정에서 움직임의 필요성과 즐거움을 찾아야 한다. 여러분이 전문가에게 걷기를 제대로 배우는 것도 운동문맹을 탈출하는 계기가 될 수 있다.

19. 체력이 먼저다

"네가 이루고 싶은 것이 있다면 체력을 먼저 길러라. 네가 종종 후반에 무너지는 이유, 상처를 입은 후에 회복이 더딘 이유, 실수한 후 복구가 더딘 이유, 이게 다 체력의 한계 때문이야.

체력이 약하면 버티지 못하고 편안함을 찾게 된다. 그러면 인내심이 떨어지고 그 피로감을 견디지 못하면 승부 따위는 상관없는 지경에 이르지. 이기고 싶다면, 너 고민을 충분히 견뎌줄 몸을 먼저 만들어. 정신력은 체력의 보호 없이는 한낱 구호밖에 안 돼."

직장인의 희로애락을 잘 담은 TV드라마 '미생'의 대사이다. 미생이 완생으로 성장하려면 기본적으로 체력이 중요하다는 것을 강조하였다.

이 대사는 인생 2막을 준비하는 50대에게 체력의 가치를 다시 한 번 생각하게 한다.

체력을 키우려고 바쁜 시간을 쪼개어 헬스장에 다닐 필요는 없다. 저자는 '어디에서든, 지금 가능한' 운동을 추천한다. 자신의 체중과 중력을 이용하면 바로 지금, 도구 없이, 어디에서나 운동을 할 수 있다.

예를 들면 스쿼트, 런지, 덩키킥, 푸시업, 크런치, 플랭크 등이 있다.

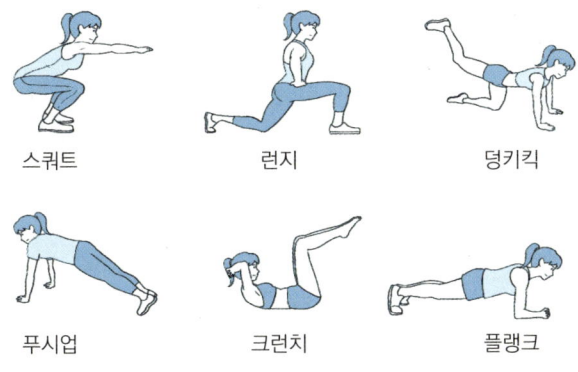

체중과 중력을 이용한 근력 운동

체력(体力)은 '사람(人)에게 기본(本)이 되는 힘(力)'이라는 뜻이다. 어떤 움직임이든 근육을 수축-이완시키면 체력은 좋아진다.

체력을 키우려면 운동 시설과 기구가 있어야 한다는 고정관념을 버리자. 몸만 움직이면 된다. 걸으면 된다. 그러면 체력은 자연스럽게 좋아진다.

20. 하루 10분 걷기의 힘

하루에 10분만 힘차게 걸어도 장·노년층의 조기 사망 위험을 줄일 수 있다는 연구 결과가 있다. 프랑스 생 에티엔 대학 연구진은 60세 이상의 노인 12만 3천 명을 10년간 추적 연구했다.

그 결과 비활동적인 사람들보다 약한 수준의 신체활동이라도 한 사람들의 사망률이 22% 낮은 것으로 나타났다. 게다가 중간 강도 혹은 높은 강도로 신체활동을 한 사람들은 연구 기간 내 사망할 위험이 각각 28%, 35% 감소한 것으로 나타났다.

David Hupin 박사는 "노인들이 신체활동을 많이 할수록 건강이 좋아진다."라고 했다. 오늘부터 아무리 바쁘고 시간이 없더라도 틈틈이 5분~10분 걷기를 시작해 보자.

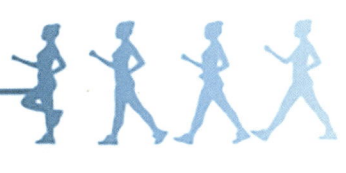
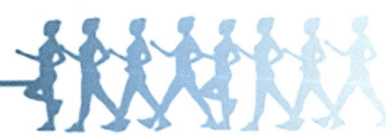

걷기 권장량

보건복지부에서는 건강 유지·증진을 위한 걷기 권장량을 발표했는데 구체적인 내용은 다음과 같다(한국건강증진개발원, 2020).

"빠르게 걷기"는 중강도 신체활동에 해당하며 일주일에 150분 이상 빠르게 걷기를 실천하는 것이 좋다. 예를 들어 하루에 30분 이상 빠르게 걷기를 주 5일 이상 실천해야한다.

"매우 빠르게 걷기"는 고강도 신체활동에 해당한다. 따라서 일주일에 75분 이상 매우 빠르게 걸어야 권장량에 해당한다. 예를 들어 하루에 15분 이상 매우 빠르게 걷기를 주 5일 이상 실천해야한다.

빠르게 걷기와 매우 빠르게 걷기를 섞어서 실천 할 경우, 매우 빠르게 걷기 1분을 빠르게 걷기 2분으로 계산하여 각 속도에 상당하는 시간만

▶▶ 복합 걷기 시 걷기 권장량 계산

빠르게 걷기	+	매우 빠르게 걷기	합계	체크
100분	+	25분 = 빠르게 걷기 50분	125분 = 빠르게 걷기 150분	실천
50분	+	50분 = 빠르게 걷기 100분	100분 = 빠르게 걷기 150분	실천
50분	+	25분 = 빠르게 걷기 50분	75분 = 빠르게 걷기 100분	미실천
⋮		⋮	⋮	⋮

큼 걸으면 된다.

    체력 수준과 컨디션에 맞춰서 걷는 시간을 서서히 늘리면 일반적인 권고사항인 1주일에 5일, 하루에 30분 걷는 '1530 걷기'를 할 수 있다. 오늘 시작한 10분 걷기가 당신을 10년 더 건강하게 살게 해줄 것이다.

21.
움직여야
발전한다

《누가 내 치즈를 옮겼을까?》라는 신기한 제목의 책은 전 세계에서 수백만 권이 팔린 비즈니스 우화이다. 수년 동안 같은 장소에서 치즈를 발견했던 생쥐 헴(Hem)과 허(Haw)는 어느 날 자신들이 아끼던 치즈가 사라졌음을 알게 된다. 누군가 이들의 치즈를 옮겨놓은 것이다.

헴과 허는 사라진 치즈를 두고 서로 다르게 대처한다. 투덜거리는 성격의 헴은 누군가가 다시 치즈를 되돌려 놓기를 기다리자고 한다. 반면, 현실적인 허는 불안해하지만 새로운 치즈를 찾아 모험을 떠나자고 한다. 또한 문제를 해결하려면 기적 같은 해결책이 나타나길 기대하지 말고 행동을 취해야 한다고 헴을 설득한다.

이 이야기는 변화란 피할 수 없는 것이며 변화의 시점이 오면 그 속으로 뛰어들어 적극적으로 변하는 것이 가장 현명한 자세라고 말한다. 그리고 변화는 바꾸는 것이 아니라 찾는 것이라는 깨우침을 준다.

우리 몸은 수시로 신호를 보낸다. "이제 변해야 합니다."라며 보내는 신호는 다양하다. 혈압, 혈당, 뱃살, 숨 가쁨, 빈혈, 다리 저림 등의 신호를 주면서 우리에게 변화를 요구한다.

그러나 신호를 무시하고 모른 채 넘어간다. 왜 그럴까? 변화는 힘듦과 불편함, 고통을 이겨내고 익숙함과의 결별을 각오해야 한다. 진정 건강하기를 바란다면 불편함과 한판 붙어 보자.

오늘의 불편함이 내일의 행복으로 바뀔 것이다. 자가용으로 출근하다가 전철이나 버스를 타는 것은 분명 불편하다. 엘리베이터로 오르내리다가 계단을 이용하는 것도 불편하다. 하지만 '불편해야 건강하다'라는 것을 꼭 기억하자.

3장

걷기, 잘못하면 상처를 남긴다

걷기는
몸과 마음의 상처를 꿰매는
바느질이다

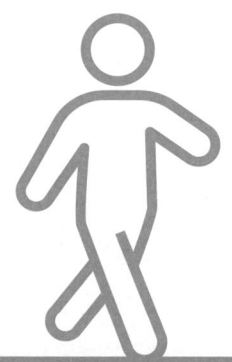

22.
익숙한 걸음이
통증 부른다

매일 하는 행동은 금방 익숙해지고, 대충한다. 걷기도 그렇다.

처음 걷기 시작할 때는 한 걸음, 한 걸음 조심스러웠다. 처음 글을 쓸 때도 한 글자, 한 글자 또박또박 썼다. 점점 시간이 지나면서 익숙해지고 나도 모르게 자동화된다. 이것을 '틀'이라고 한다.

잘못 짜인 틀은 내 몸을 망치고 내 글씨체를 엉망으로 만든다. 자동화된 것이기에 불편하지 않다. 불편함을 알아차리면 그 순간부터 모든 것이 어색하다.

나이 50, 이제 인생의 반환점을 돌아 후반전을 시작하는 시기다. 여기까지 왔던 길만큼 돌아가는 길도 건강해야 한다. 처음 걸음을 배웠던 그 때처럼 서두르지 말고 몸이 보내는 신호에 귀 기울이면서 집중해 보자.

발끝부터 머리까지 하나씩 떼어내서 자세를 바로잡자.

평생 습관으로 틀이 된 나만의 걷기 자세가 있다. 설령 나의 자세가 잘못되었더라도 나는 익숙하고 편하다. 틀 속에서 만족하며 산다. 그럼 됐다. 만족한다면 된 거지!

그런데 편안했던 틀이 불편해지면 새 틀을 짜야 한다. 이때는 힘듦은 물론 고통이 따르기도 한다. 평생 습관이었던 나의 걷기 자세가 나를 고통으로 몰아넣은 것이다.

23.
당신의 걸음은
몇 살입니까?

3개월~1세, 걷기 위한 기초를 다지다

중력에 덤벼볼 엄두도 못 낸다. 하지만 뇌세포는 작전을 짠다. 뒤집기를 시도한다. 힘자랑이 시작되었다. 어느 날, 낮은 포복으로 방바닥의 마찰력을 이겨내며 생애 첫 이동을 경험한다.

무시무시한 마찰력을 이겨낸 아기는 중력과 한판 붙기 위해서 끊임없이 엉덩이와 허리를 들고 높은 포복으로 이동하는 연습을 한다.

이 나이의 아기도 인간으로 살아가려면 혼자 힘으로 중력을 이겨내고 일어서야 한다는 것을 본능적으로 알고 있다. 휘청거리는 몸으로 무언가를 짚고 일어섰다! 하지만 중력에 맞서기엔 근력이 부족하다는 것을 알고는 털썩 주저앉는다. 중력이 만만치가 않다.

2세, 모두에게 감동을 준다

어느 날, 용기를 낸다. 그동안 도움의 손길이 되어준 엄마, 아빠의 손을 놓고 혼자 걸어보기로 한다. 하지만 아기의 걸음은 아슬아슬하다. 그 모습을 보는 부모들의 심정은 불안불안하다. 하지만 포기하지 않는 아기의 걸음은 마침내 혼자 힘으로 한걸음, 한걸음 나아간다. 독립보행이 시작된다.

3세, 신체 움직임이 유연해진다

오로지 자신의 근력만으로 중력을 이겨내는 승리의 날이 지속된다. 어른들이 걷는 것을 따라 하기 시작한다. 그런데 어른처럼 뒤꿈치부터 지면에 닿는 걸음을 하니까 자꾸 뒤로 넘어진다.

하루에도 수십 번 찧는 엉덩방아로 엉덩이에는 시퍼런 멍이 사라질 날 없다. 그런데도 아기들은 걸음 배우기를 포기하지 않는다. 시퍼렇게 멍든 아기들의 엉덩이를 보면 걱정은 되지만 심각하게 우려할 필요는 없다. 왜냐하면, 아기들의 엉덩이는 다른 부위보다 많은 살과 근육 덕분에 충격 흡수가 잘 된다. 아무튼, 영광의 흔적들이 생길수록 걷기 기능이 발달한다.

머리는 무거운데 뒤꿈치부터 딛다 보니 자꾸 뒤로 넘어진다. 뒤꿈치 걷기를 포기하고 앞쪽 발가락 걷기를 시도해 본다. 뒤꿈치 걷기보다 훨씬 더 많이 오래 걸을 수 있다. 그런데 반대쪽 발에 걸려 넘어지는 경우가 많아진다.

뒤꿈치로 걸을 때는 엉덩이가 불이 났는데 발가락 걷기를 하니 무릎이 성할 날 없다. 이래저래 힘든 걸음 연습이다. 그래도 발가락 걷기를 계속한다.

4세, 걸음을 완성한다
발가락 걷기의 장점을 발견했다. 넘어지고 일어나는 것을 반복하는 동안 다리뿐만 아니라 온몸에 힘이 강해졌다.

발가락 걷기를 계속하다가 발바닥 전체로 땅을 짚어 본다. 성공했다. 조심스럽게 뒤꿈치 걷기도 시도해 본다. 와~~이것도 성공이다! 이제는 뒤꿈치 걷기를 해도 몸이 흔들리지 않고 제법 안정적이다.

안짱걸음과 8자 걸음이 조금씩 없어진다. 반듯한 11자 걸음으로 걷기 시작한다. 속도 조절도 원활하다. 자신만의 걸음이 완성되었다.

5세, 한 발로 중심 잡기를 성공한다
이제 달려볼까? 나의 근력과 지구의 중력이 균형을 이룬다. 중심을 못 잡아 넘어지는 일도 줄고 다리 힘도 강해졌다. 어린이집에서 다양한 신체활동 놀이를 한다.

한쪽 발로만 서서 중심을 잡아야 하는 놀이가 많다. 처음에는 힘들고 서툴지만, 서서히 적응해 간다. 한 발 서기 신공으로 중력을 이기는 데에 성공한다. 새로운 경험이다. 이제는 허리 힘도 강해진 것 같다.

초등학생, 엉터리 자세로 걷기 시작한다

여학생은 2차 성징으로 가슴이 커진다. 성장 과정이지만 부끄러운 마음에 몸을 움츠리고 걷는다. 심지어 책가방을 앞으로 메고 다녀서 상체는 더욱 앞으로 쏠린다.

학생들은 작은 화면 속 게임만 바라보고 있다. 목과 어깨, 등이 한껏 굽었지만 오랜 시간 그 자세를 유지하고 있다. 학생들의 척추는 앉으나 서나 이중고를 겪는다. 나쁜 자세 때문에 척추측만과 척추전만이 발생하고 성장 중인 뼈를 튼튼하게 받쳐 줄 근육, 힘줄, 인대는 운동부족으로 제 역할을 다하지 못한다.

게다가 걸을수록 발바닥이 아프고 허리와 목도 아프다. 이 시기에는 바른 자세가 제일 중요하지만 누구도 적극적으로 알려 주지 않는다. 우리 아이들은 이렇게 커가고 있다.

성인기, 다시 배워야 하는 걸음

엄마, 아빠, 할아버지, 할머니도 엉터리 자세로 걷는다. 하지만 평생을 걸어온 습관화된 자신의 걸음에 근육, 힘줄, 인대, 신경이 적응된 상태라서 지금의 걸음을 가장 편안한 걸음으로 인식한다. 이대로 계속 걷다가는 근골격계의 통증이 나타날 것이다. 걸음을 바로 잡아야 한다.

24.
걷기를
관찰하라

직면하고 있는 문제나 고민을 해결하는 방법 중 한 가지는 유심히 관찰하는 것이다.

우리는 평생을 걸어왔기 때문에 자신의 걸음에 대해 의식적으로 주의를 기울이지 않는다. 걸을 때 발바닥이나 발목 등이 아프다면 원인이 뭘까? 주의를 기울여 깊게 관찰해야 원인을 찾을 수 있다.

걸을 때 느끼는 통증은 몸을 인식하도록 도와주는 새로운 정보이다. 고장 난 줄 모르면 고칠 수 없다.

사람은 생의 특정 시기마다 신체적 변화가 나타나는데, 올바른 변화를 유도하지 않으면 부작용이 생긴다. 키가 자라고 2차 성징이 나타나는 청소년기에는 척추측만이 많이 생긴다. 여자는 출산 후 복부 근육의 약화로

요통이 발생한다. 남자는 40대 후반에 감소한 근육량을 모른 채 무거운 것을 들다 허리를 다치곤 한다.

몸 상태가 변하는 시기에는 특히 근육과 관절에서 보내는 신호를 유심히 살펴야 한다. 잘못된 자세나 무리한 동작을 자제하고 일상생활의 기본이 되는 걷기를 바르게 하도록 노력해야 한다. 자세한 내용은 다음 장의 '바른 걷기 자세'를 참고하기 바란다.

25. 바른 걷기 자세

아래 그림을 참조하여 바른 자세를 의식하면서 걸어보자.

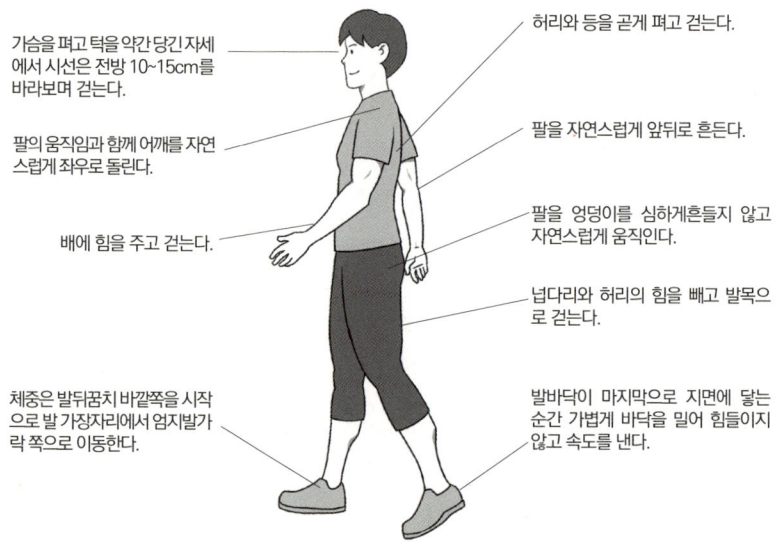

바른 걷기 자세 | 출처 : 박평문, 이규승, 2017

귀와 어깨는 일직선을 유지한다

많은 사람의 신발 뒤꿈치를 보면 안쪽보다 바깥쪽이 더 많이 닳아 있다. 이것은 걸을 때 고개를 숙이고 걷는다는 뜻이다. 고개를 15° 숙이면 15kg정도 되는 아이를 목마 태우고 걷는 것과 유사한 힘이 목과 어깨에 들어간다.

습관이 되면 근육의 경직으로 인해 거북목이 되고 뇌 혈류순환을 방해하여 편두통을 유발한다. 그래서 걸을 때는 항상 귀와 어깨를 수직으로 유지하는 것이 좋다.

팔꿈치 안쪽이 옆구리를 스치듯이 흔든다

운동을 위한 걸음은 이동을 위한 걸음보다 속도가 빨라야 한다. 걸음의 속도는 팔 흔드는 속도와 비례한다. 팔을 힘차게 흔들어 보자. 팔을 가볍게 굽혀도 되고 쭉 편 상태에서 흔들어도 좋다.

어떤 사람은 팔을 옆으로 벌려서 닭 날개처럼 흔든다. 이렇게 걸으면 몸통이 좌우로 흔들리고 허리 근육이 약한 사람은 허리를 다칠 수 있다. 팔을 힘차게 흔들되 팔꿈치 안쪽이 옆구리를 스치듯이 몸 쪽에 가깝게 붙여 흔드는 것이 좋다.

배에 힘을 주고 걷는다

실제로 바른 걸음 걷기 실습 교육을 하면 남녀노소 모두 제일 안 되는 것이 '배에 힘주고 걷기'다. 배에 힘을 주고 걸으면 좋은 점이 많다.

첫째, 코어 근육이 긴장해 지방 소모량이 많아진다.
둘째, 상체를 곧게 세워서 걸을 수 있다.
셋째, 자신감이 넘쳐 보이고 당당해 보인다.

발뒤꿈치를 딛을 때 발가락을 최대한 몸 쪽으로 당긴다.

뒤꿈치를 지면에 놓는 순간을 정면에서 관찰할 때 발바닥이 많이 보일수록 좋은 자세다. 이렇게 하면 무릎이 자동으로 쭉 펴진다. 무릎이 펴지면 상체가 굽어지는 것을 막을 수 있고 체중이 자연스럽게 분산된다. 그만큼 편안하게 많이 걸을 수 있다.

엄지발가락으로 바닥을 밀고 앞으로 나갈 때 뒤꿈치를 최대한 많이 들어준다. 장딴지 근육이 더 많이 수축하게 되어 다리 혈액순환에 도움이 되고 걸음속도도 빨라진다.

무릎끼리 최대한 가깝게 한다

무릎을 최대한 가깝게 붙여야 골반이 좌우로 벌어지지 않고 발목이 과도하게 외전되는 것을 막을 수 있다. 엄지발가락은 일반적으로 약 5~7° 정도 내에서 외전한다. 발가락이 바깥쪽으로 향하면 8자 걸음이 되면서 상체가 뒤로 넘어간다. 이런 자세는 허리 뒤쪽에 부담을 준다.

3개의 족궁을 다 사용하면서 걷는다

발바닥에는 3개의 족궁(내측종아치, 외측종아치, 횡아치)이 있다. 족궁의 역할은 충격 흡수다. 충격 흡수가 안 되면 발목, 무릎, 허리와 같은 관절이

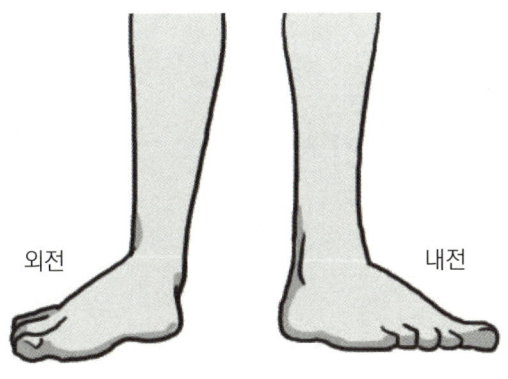

발목의 외전, 내전

부담을 받는다. 그 때문에 자세가 흐트러지고 오래 걸을 수 없다.

3개의 족궁을 모두 사용하는 걸음은 뒤꿈치→발의 바깥쪽→엄지발가락 뿌리→엄지발가락 순으로 지면을 밀면서 앞으로 나가게 한다. 〈28. 4박자 보행〉에서 소개하는 '4박자 보행법'을 몸에 익혀 일상에서 자연스럽게 걸어야 한다.

26.
내 걸음을 살피는
걷기 자세 체크리스트

잘못된 걷기로 인해 우리의 척주가 망가져 간다고 말한다면 지나친 표현일까? 우리는 독립보행을 시작하면서 걷기에 대한 관심이 사라졌다. 몸에 자동화된 동작이기 때문이다.

어느 날, 몸의 어딘가 고장이 나서 걷기가 불편해지면 다시 관심을 가진다. 그러나 걷기 자세가 아닌 통증을 느끼는 특정 부위에만 관심이 집중된다.

정작 통증의 원인이 걷기 자세라는 것을 모른 채 오늘도 어제처럼 잘못된 자세로 걷는다. 물론 내일도 오늘처럼 잘못된 자세로 걸을 것이다.

바른 걸음을 다시 배워야 한다. 사실, 우리는 바른 걷기 자세를 한 번도 배운 적이 없다. 남자라면 군대에서 배운 제식 훈련 뿐이다. 그렇지만 군대식 걷기는 앞뒤 좌우 방향 전환이 전부다. 걷기의 바른 자세는 군대에서도 배울 수 없다.

바르지 못한 자세는 관절을 틀어지게 한다. 관절의 틀어짐은 틈새를 만든다. 처음에는 아주 작은 틈새지만, 시간이 지날수록 틈새는 커지고 물리적 스트레스가 세월만큼 누적된다. 그래도 우리 몸은 최선을 다해 버티지만 한계를 넘으면 활동이 불편해지고 아프다. 일어서서 걷기보다는 앉고 싶고 눕고 싶다. 점점 더 걷기와 멀어진다.

"걷지 않으면 건강 없다"라는 말을 실감하면서 하루하루를 고통스럽게 보낸다. 삶의 질은 걷기 자세에 달렸다. 아래의 〈바른 걷기 자세 자가 테스트〉를 이용해서 자신의 걷기 자세를 점검해 보자.

▶▶ 바른 걷기 자세 자가 테스트

내 용	Y	N
팔꿈치 안쪽이 옆구리를 스치듯이 흔들면서 걷는가?		
체중을 발뒤꿈치-발 바깥쪽-엄지발가락으로 이동 시키면서 걷는가?		
무릎을 쭉 편 상태로 걷는가?		
머리를 들고 귀와 어깨가 일직선을 유지하는가?		
좌·우측 어깨가 흔들림 없이 일직선을 유지하는가?		
적당한 보폭으로 좌우 골반이 일직선을 유지하는가?		
경사로에서는 무릎과 상체를 약간 앞으로 굽히는가?		
귀-어깨-고관절은 항상 일직선을 유지하는가?		
오르막을 올라갈 때 허벅지를 들어 올린다는 느낌으로 걷는가?		
배에 힘을 주고 걷는가?		

27.
걷기 균형을
향상시키는 Tips

인체 동적 균형 능력과 건강 문제는 밀접하게 연결되어 있다. 노인은 균형 능력 저하로 인한 낙상 발생률이 높기 때문에 특히 중요하다.

낙상은 외상과 골절 등으로 인한 기능장애뿐만 아니라 심각한 합병증을 유발하고 심한 경우 사망에 이르러 노인에게 매우 중요한 문제로 인식되고 있다. 걷기 균형 능력 향상에 도움 되는 동작을 소개한다.

1. 발 붙여 걷기
이 동작은 전통적인 균형 훈련 방법이다. 실내·외 어디서나 할 수 있다. 모든 연령층에 추천하는 동작이다.
- 양팔을 지면과 수평으로 어깨 높이만큼 들어 올린다.
- 턱을 들어 올려 지면과 수평이 되게 하고 전방을 주시하며 앞으로

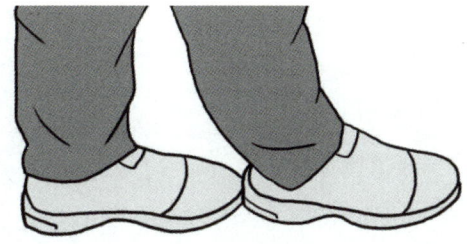

걸어간다.
- 이 때 내딛는 발의 뒤꿈치를 반대 발의 발가락에 바짝 붙이면서 천천히 걷는다.
- 10~20걸음 걷는다.

2. 발뒤꿈치로 걷다가 발가락으로 걷기

- 먼저 5분 이상 걷고 발목 스트레칭을 충분히 한다.
- 발가락을 정강이 쪽으로 당겨 올려 뒤꿈치만으로 10걸음 걷는다.
- 뒤꿈치를 들고 까치발로 서서 10걸음 걷는다.
- 걸음 수를 조금씩 늘린다.

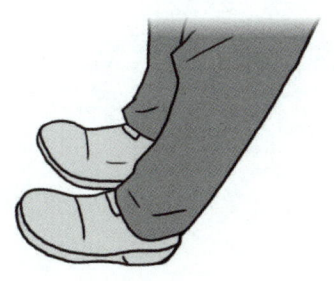 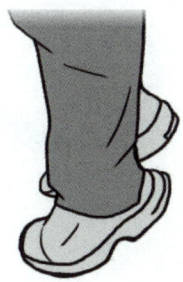

3. 다리 꼬아서 걷기

- 양 발을 나란히 붙이고 선다.
- 오른발을 들어 왼발의 발등 위로 넘긴다.
- 왼쪽 발을 들어 처음 자세로 돌아간다.
- 좌, 우 3회 반복한다.

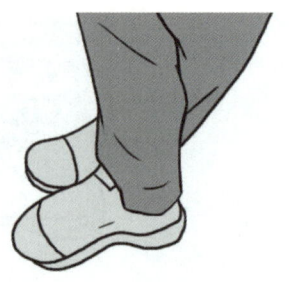

4. 8자 트랙 위를 걷기

- 8자 모양의 선을 그리거나 굵은 밧줄로 만들어 그 위를 걷는다.
- 속도를 빠르게 해서 연습하면 내리막길이나 방향 전환 시 균형을 잡는 데 도움이 된다.

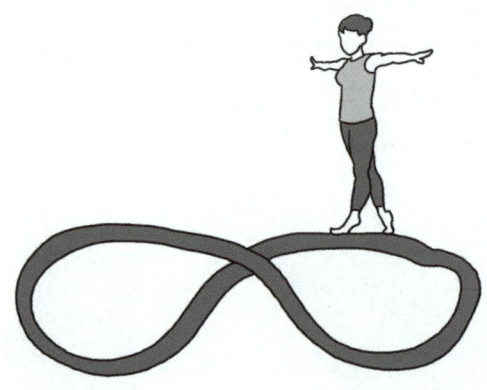

각각의 동작을 연습할 때 속도에 변화를 주고 운동 시간을 늘리면 심폐지구력 향상에 도움이 된다. 이 동작들은 혼자서도 할 수 있고 여럿이 함께 할 수도 있다. 연습을 많이 해서 지금보다 더 활기차고 즐거운 걷기를 하길 바란다.

28.
4박자
보행

걸을 때 발바닥에서 이루어지는 정상적인 체중 이동 순서는 다음과 같다. 먼저 발뒤꿈치를 땅에 딛고, 체중을 발 바깥쪽으로 이동시킨다. 그리고 무게를 다시 안쪽으로 이동시키고 엄지발가락이 바닥을 누르며 지면을 뒤로 밀어 내면서 앞으로 나간다.

즉, '발뒤꿈치→외측종아치→횡아치→엄지발가락'으로 이어지는 보행이 정상적이다. 이것을 '4박자 보행'이라고 한다.

발의 역할은 바르게 선 자세를 유지하고 걷는 것뿐만 아니라 근육을 움직여 혈액순환을 촉진한다. 이런 면에서 볼 때 신발은 발을 보호하고 쾌적한 보행을 돕는 역할은 물론, 혈액순환 활성화에도 공헌하는 유익한 도구여야 한다.

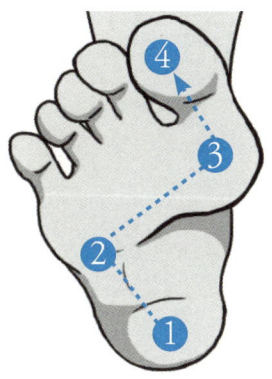

　신발을 잘못 골라 발의 아치가 무너지면 '4박자 보행'이 원활하지 않다. 그로인해 발의 움직임이 둔해지며 걸음이 느려지고 전신의 혈액순환 악화까지 이어진다.

　정리하면, 발아치가 너무 높거나 낮으면 자세 이상과 통증을 초래할 수 있다. 그래서 보행 분석 시 3개의 발아치 상태를 살피고 이상이 있으면 걷기 자세를 교정해야 한다. 그리고 과굴곡 되거나 과신전된 발목 관절의 변형을 바로 잡는 운동을 병행해야 한다. 발목관절의 교정에 관한 자세한 운동법은 7장을 참고하기 바란다.

29.
건강한 삶을 선사하는
3개의 발아치

우리 몸의 척추는 허리 아래 엉덩이 부위의 엉치뼈sacrum와 꼬리뼈 coccyx에서 끝나지 않고 고관절, 무릎 관절, 발목관절을 거쳐서 발바닥에 있는 3개의 발아치foot arch로 이어진다. 그래서 우리 몸의 균형능력은 발바닥의 역할이 중요하다. 걷기의 균형 잡힌 자세도 발바닥에서 시작된다고 할 수 있다(김창영 등, 2020).

우리 몸에는 외부의 충격을 흡수해 척추 및 관절의 손상을 예방하는 만곡이 있다. 척주, 엉덩이 그리고 발바닥이다. 진화과정에서 두 다리로 곧추서게 된 인간은 앞다리와 뒷다리 사이의 공간이 없어졌지만, 발바닥에 3개의 아치arch를 만들어 몸을 지지하고 안정적으로 받쳐준다. 각각의 아치와 역할에 대해서 알아보자.

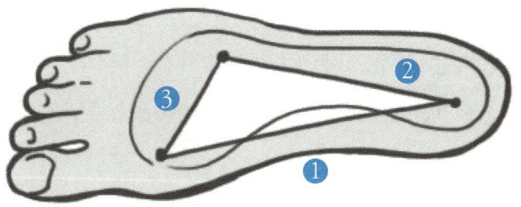

❶ 내측종아치
❷ 외측종아치
❸ 횡아치

① 내측종아치

 엄지발가락 뿌리 부분에서 발뒤꿈치 쪽으로 뻗어나가는 아치로 그림에서 ①에 해당한다. 3개의 아치 중에서 가장 크고 대표적인 곡선이다. 선천적이거나 후천적인 요소와 관계없이 내측종아치가 무너져 발바닥이 완전히 지면에 닿아버린 상태를 평발이라고 한다.

 한편, 발바닥이 지면에 완전히 닿지는 않더라도 평평한 상태를 '낮은 아치' 라고 하는데 평발과 낮은 아치는 둘 다 정도의 차이가 있을 뿐 아치가 완충 작용을 제대로 못 한다. 그렇기 때문에 발바닥에 체중이 그대로 실려 쉽게 피로해지고 심하면 장딴지나 허벅지에 통증이 온다.

 평발과 반대로 발의 아치가 비정상적으로 높은 상태를 '까치발'이라고 하는데, 이는 과도한 완충 작용으로 오히려 발끝이나 발꿈치에 지나친 부담을 준다.

② **외측종아치**

외측종아치는 발뒤꿈치에서 새끼발가락 뿌리 쪽으로 뻗어나간다. 그림에서 ②에 해당하는 부분이다. 외측종아치가 약하면, 체중이 새끼발가락 쪽으로 실리면서 八자 걸음이 되고 체중 분산이 불안정해 상체가 흔들리는 걸음을 걷게 된다.

③ **횡아치**

그림에서 ③에 해당하는 아치로 엄지발가락 뿌리에서 새끼발가락까지 횡으로 뻗어나간다. 평소 걷거나 신발을 신는 습관에 문제가 없고 발이 한창 발달하는 유아기에 제대로운동했다면 횡아치가 내려앉을 일은 거의 없다.

신체활동을 꺼리는 고도비만의 여고생 A양은 다이어트를 위해서 저자와 상담을 하고자 연구소를 찾아왔다. 신체활동을 싫어하는 이유는 의외로 발에 있었다. 횡아치가 제대로 받쳐주지 못하기 때문에 지면을 움켜쥐는 구실을 하는 검지·중지·약지 발가락의 움직임이 무뎌져 자주 넘어지고 쉽게 발목을 다친다고 하였다.

이처럼 횡아치가 내려앉으면 균형 능력이 떨어져 걸음에 부정적인 영향을 주고 나아가 건강위해 요인으로 작용한다.

많은 사람들은 외측종아치와 횡아치의 존재를 잘 모른다. 평생을 걸어다니도록 해주는 소중한 발이지만 우리는 발에 관심이 부족하다.

30.
족저근막염의 재발원인은
잘못된 걷기 자세다

걷기 교육을 진행하다 보면 매회 족저근막염으로 고생하는 사람이 있다. 공통으로 호소하는 것이 마사지하고 침 맞고 체외충격파 시술을 하고 맞춤형 깔창 등을 해도 그때뿐이고 항상 재발한다는 것이다. 재발하는 이유는 간단하다. 원인 제거가 아닌 통증 제거에 초점을 맞추기 때문이다.

장마철에 천장으로 물이 스며들어 곰팡이가 생기면 새 벽지를 바르는 것이 아닌 지붕을 고치는 것처럼 원인을 제거해야 재발하지 않고 통증이 사라진다.

족저근막염은 발바닥을 보호하는 막에 염증이 발생한 것이다. 발바닥에는 우리 생각보다 많은 근육이 있다. 발바닥은 걸어 다닐 때 체중을 분산시켜주는 역할을 하는데 앞에서 살펴본 발아치가 내려앉은 평발은 체중 분산이 잘 이루어지지 않아 족저근막염 발생률이 상대적으로 더 높다.

또한 오래 서 있거나 걸어 다니는 직업, 운동선수, 무지외반증, 발목을 자주 접질리는 사람들에게 많이 발생한다.

무지외반증 Hallux valgus
엄지발가락이 둘째 발가락 쪽으로 심하게 휘어져
엄지발가락 관절이 안쪽으로 돌출된 상태

이와 같이 족저근막염을 발생시키는 원인은 다양하지만, 근본적인 원인은 발바닥에 가해지는 지속적이고 과도한 충격이다. 발바닥에 가해지는 과도한 충격은 왜, 언제 발생할까? 그 해답을 걷기 자세에서 찾을 수 있다. 족저근막염 환자들의 걸음걸이를 관찰하면 발바닥 전체를 지면에 '철퍼덕' 하고 놓는다.

이렇게 걸으면 발바닥에 가해지는 충격을 발의 아치가 효과적으로 분산시킬 수 없다. 쌓여가는 충격을 견디지 못하는 순간 염증과 통증이 발생한다. 족저근막염으로 고생하는 사람은 자신의 걷기 자세부터 점검하자.

첫째, 좌·우 발바닥에 가해지는 충격량은 동일한가? 양쪽 발의 충격량은 같을수록 좋은 걸음이다. 충격량이 다르면 더 높은 쪽으로 스트레스가 가해지고 걸음걸이의 균형이 깨지게 된다.

둘째, 엄지발가락으로 땅을 밀고 앞으로 나갈 때 발바닥이 땅에서 떨어지는 속도가 좌·우가 같은가? 양쪽이 차이가 나면 더 오래 딛고 있는 쪽에 체중이 실리게 되고 통증이 생길 확률이 높아진다. 물론 지면에서 발이 떨어지는 속도를 알려면 보행분석을 해야 한다.

셋째, 내 걸음을 앞이나 뒤에서 봤을 때 발바닥 면이 많이 보이는가? 발바닥 면이 많이 보일수록 발 구름 동작이 크고 충격흡수량이 많다. 따라서 통증을 줄이는데 도움이 된다.

31. 족저근막염 탈출하기

족저근막염의 근본적인 원인을 제거하는 방법은 다음과 같다.
첫째, 걸을 때 발과 다리 근육의 올바른 사용을 위해 평소에 근육을 강화한다.
둘째, 발바닥에 가해지는 충격을 줄이기 위해서 걸음걸이를 교정한다.
셋째, 체중을 감량한다.

그리고 족저근막염 발생 시 그림과 같은 동작을 꾸준히 병행하면 통증 관리에 도움 된다.

- 테니스공을 밟아 누르면서 발바닥 전체를 마사지한다.
- 계단을 이용하여 장딴지, 발목, 아킬레스건을 스트레칭 한다.
- 무릎을 당기면서 햄스트링을 스트레칭 한다.
- 탄성밴드로 전경굴근의 수축과 이완을 반복한다.

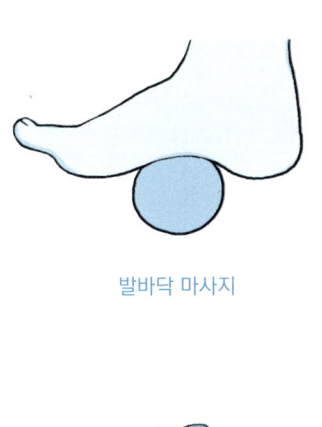
발바닥 마사지

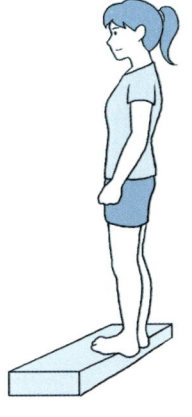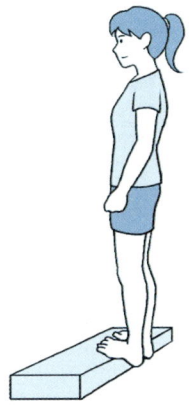
장딴지, 발목, 아킬레스건 이완

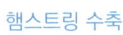
햄스트링 수축

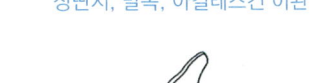
햄스트링 이완

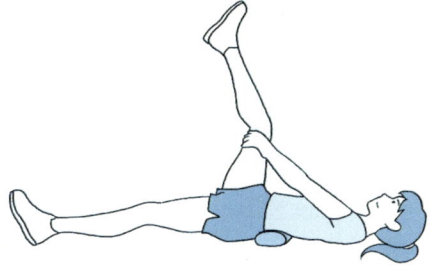

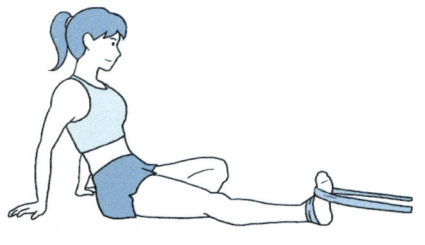
전경굴근 수축-이완

3장 · 걷기, 잘못하면 상처를 남긴다

32.
머리의 문제가 다리에서 시작 된다

도대체 다리 근육의 기능이 뭐기에 치매까지 영향을 주는 걸까?(자세한 내용은 1장을 참고하기 바란다). 다리 근육의 존재 이유는 직립보행을 하는 사람의 원활한 혈액순환을 위해서다.

노인은 다리 근육이 감소하면서 혈액순환 기능이 저하된다. 이 때문에 뇌로 가는 피의 양이 감소되고 혈류 속도도 느려진다. 뇌세포의 조기 퇴화는 이렇게 다리 근육의 감소부터 시작한다.

운동은 몸 전체의 상호작용과 흐름을 가능하게 한다. 전체를 이해하고 각각의 문제를 들여다보면 특정 현상에 대한 논리적 설명이 가능하다.

다리 근육량 감소 → 걸을 때 균형 능력 저하→
걸음 속도 느려짐→ 혈액순환 저하 → 뇌세포 퇴화

그렇다면, 다리 근육량은 어느 정도가 적당할까?

팔, 다리, 몸통 근육량의 비율이 1:4:5가 되면 이상적이다. 최소한 1:3:4는 유지되어야 한다. 내 몸의 부위별 근육량 확인은 내가 사는 지역의 보건소에서 체성분 검사를 통해 확인 가능하다.

다리 근육량을 적절하게 유지·관리해야 지속적적으로 걸을 수 있고 혈액순환을 원활하게 해 질병을 예방하는데 도움이 된다.

33. 발의 구조와 기능

우리 몸에는 206개의 뼈가 있다. 발뼈는 좌·우 각각 26개씩 총 52개이고, 우리 몸 전체 뼈의 1/4에 해당한다.

발은 뒤꿈치부터 발가락까지 후족부, 중앙부, 전족부로 나눈다. 각 부

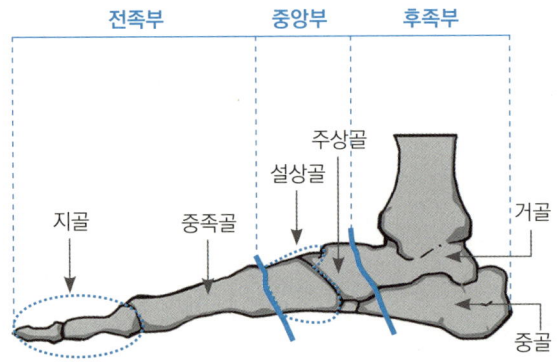

위 마다 걷는 단계에 따라 서로 다른 역할을 한다.

후족부

후족부는 장딴지 근육과 연결되어 몸의 균형과 안정감을 유지하는 기능을 한다. 정상적인 걸음에서는 제일 먼저 착지하므로 압력을 가장 많이 받는다. 후족부에 통증이 있으면 보상 작용에 의해 걸음걸이가 변하고 무릎과 허리 등 다른 부위에 2차 손상이 발생할 수 있다.

중앙부

중앙부는 3개의 발아치 중에서 횡아치에 해당한다. 발바닥에서 가장 움푹 들어간 곳부터 가장 높게 솟은 발등까지다. 중앙부의 횡아치는 아치의 흔들림 방지를 위하여 압력을 견디는 역할을 한다.

전족부

전족부는 걸을 때 추진력을 제공하고자 지면 반력을 이용한다. 이때 압력을 제대로 지탱하지 못해 생긴 굳은살이 통증을 유발한다.

4장

근육은
인생 2막의 우산이다

중력을 피할 수 없다면 즐기자

중력을 즐기는 방법은
근력을 기르는 것이다

근력으로 중력에 맞설 때
인생은 즐거워진다

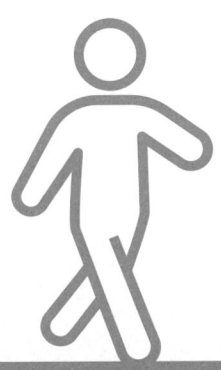

34.
근육은
인생 2막의 우산이다

2014년 한 기업의 은퇴연구소에서 '한국인의 은퇴 준비'를 발간했다. 이 책에 의하면, 은퇴 전에 준비하지 않아 후회하는 것은 1위 의료비, 2위 정기적인 건강검진, 3위 규칙적인 운동이다.

우리들의 인생 2막을 결정짓는 것은 여러 가지다. 그중에서 운동이 가장 중요한 역할을 한다. 왜 그럴까? 오직 운동만이 근육량을 늘리고 유지하도록 도와주기 때문이다.

누군가 "인생 2막의 질을 결정하는 것은 무엇인가요?"라고 묻는다면 단호하게 "근육이다"라고 답할 수 있다. 거미는 거미줄이 생명줄이듯 사람에게는 근육, 힘줄, 인대가 생명줄이다.

가랑비에 옷 젖는 줄 모른다. 40대에 들어서면 우리 몸의 근육도 서서히 줄지만 알아차리지 못한다. 그러다 어느 날 몸이 예전 같지 않다고 느낀다. 근육의 기능이 임계점에 도달했다는 신호다.

오늘부터 근육 재충전을 시작하자. 근육은 인생 2막에서 비 오는 날 우산이 되어줄 것이다.

35.
근육이 몸의
나이를 결정한다

50대로 접어들었다. 운동 없이 일상을 보낸다. 1년 사이에 근육이 많이 빠졌다. 팔뚝과 허벅지 근육이 계속 줄어든다. 근육량이 내 나이의 평균보다 적으면 몸은 나이보다 5년을 앞서 늙어간다.

노력에 따라서 나이보다 더 젊은 몸을 가질 수 있다. 관건은 근육이다. 생년월일은 물리적 나이를, 근육은 몸의 기능적 나이를 결정짓는다.

"우와! 나이보다 젊어 보이네요." 라는 말을 듣고 싶다면 근육을 잃지 말자. 안타깝게도 우리 근육은 40세부터 1년에 1%씩 줄어든다. 특히 여성은 폐경을 맞은 이후 빠른 속도로 근육이 줄어든다.

근육이 줄어들면 근력과 체력이 떨어져 움직이기 싫고 무기력해진다. 반복될수록 근육은 더 빠르게 빠져나가 몸의 시스템이 급격하게 바뀐다.

살찌는 체질로 바뀐다.

다이어트를 결심하지만, 운동은 싫고 살은 빼고 싶어서 살 빠지는 약이나 음식 등의 유혹에 쉽게 넘어간다. 그렇게 쭉 빠지는 체중의 절반은 근육이다.

근육은 지방을 태우는 용광로다. 스스로 용광로를 허물어 버렸다. 요요가 온다. 자업자득이다. 이제는 만사가 귀찮다. 살이 차오른다. 힘들다. 눕는다. 자포자기하고 먹는다. 살이 차오르는 모습을 보면서 옛날을 그리워한다.

이대로는 안 된다. 나와 우리 가족의 행복은 나의 건강에 달렸다. 떨어진 자존감도 세워야 한다. 멈춰버린 걷기를 다시 시작하자. 그러기 위해서는 근력 운동으로 집 나간 근육부터 되찾아야 한다.

36.
걷기 운동 전·후에
근력 운동을 하자

　운동의 효율성은 시간이 아닌 방법으로 평가한다. 많은 시간을 운동하지만, 방법이 잘못되었다면 운동이 아니라 노동이 될 수 있다. 귀중한 시간을 내어 운동하는데 노동이 되어서야 하겠는가?

　지방을 줄이고 싶은데 근력 운동이 먼저냐? 유산소 운동이 먼저냐? 라는 질문을 자주 받는다. 답은 명확하다. 근력 운동을 먼저 하는 것이 좋다. 이유는 간단하다.

　운동 중에 지방을 태우는 역할을 하는 근육을 먼저 활성화하고 그 다음에 유산소 운동을 하면 더 많은 지방을 태울 수 있다.

　실내에서는 운동 기구로 근력 운동을 하고 러닝머신을 하면 좋다. 야외에서는 근력 운동을 어떻게 해야 할까?

자신의 체중을 이용한 스쿼트, 한 발 들고 스쿼트, 런지, 뒤꿈치 들었다 내리기, 벽을 이용한 팔굽혀펴기, 무릎을 허리 높이까지 천천히 들어 올리면서 제자리 걷기 등과 같은 동작을 몸에 열이 오를 만큼 하는 것이 좋다.

걷기 운동 전에 근력 운동을 반복한다면 체온을 올리는 워밍업 효과와 더불어 근육에도 충분한 자극을 줄 수 있다. 이러한 자극은 근육이 더욱 효율적으로 지방을 연소시키도록 도와준다.

걷기 운동과 근력 운동의 추천 루틴
가볍게 달리기 → 스트레칭 → 스쿼트, 런지→
빠르게 걷기·달리기 → 스쿼트, 런지 → 스트레칭

37.
후천성 건강장수 DNA 챙기셨나요?

2020년 통계청 발표에 의하면, 우리나라 남녀 기대수명은 각각 80.3세, 86.3세다. 이 수치는 세계적으로도 손꼽히는 장수국가에 해당한다. 문제는 기대수명과 건강수명의 차이가 크다는 것이다.

기대수명(평균수명, 출생 시 기대여명)
0세의 출생아가 앞으로 생존할 것으로 기대되는 평균 생존 기간을 말한다.
건강수명(유병기간을 제외한 기대수명)
기대수명 중 질병이나 부상으로 고통 받은 기간을 제외한
건강한 삶을 유지하는 기간을 말한다.

건강수명은 남자가 64.7세, 여자가 65.2세다. 누구나 인생 말년의 아름다운 황혼을 꿈꾸지만, 현실은 15~20년을 병치레와 함께 힘겨운 황혼기를 보낸다. 이 기간을 고통수명이라고 한다. 고통수명이 길어질수록 본

인의 삶은 물론 가족의 삶도 불행해진다.

　누구나 건강하게 오래 살고 싶다. 저자도 50대에 들어서니 마음이 조금 무거워진다. 중년! 내게는 멀게만 들렸던 단어다. 어느새 그 단어의 한가운데 들어와 있는 내 모습을 보자니 심리적으로 위축된다. 가족의 행복을 염려하는 나이가 되었다. 가족을 위해서 할 수 있는 가장 현명한 일은 자신의 건강을 지키는 것이다.

　가끔 '가족을 위해서 건강하게 오래 살아야지'라는 생각을 한다. 이러한 생각과 염려는 중년 가장이라면 누구나 한 번쯤 해 봤을 것이다. 중년의 나이에 적절한 맞춤형 건강관리법은 없을까?

　결론부터 말하면 건강장수 DNA를 찾아서 관리하면 된다. 건강장수 DNA는 무엇이고 어디에 있을까? DNA는 유전이다. 장수는 타고난 유전의 영향을 받는다. 그러나 오래 사는 것이 100% 유전은 아니다.

　후천적으로 조절 가능한 건강 장수 DNA도 있다. 그 양도 본인의 노력에 따라 많아 질 수 있다. 즉, 건강 장수 DNA는 타고나는 것이 아니라 만들어지는 것이다.

　후천적 건강장수 DNA는 바로 근육이다. 근육의 양과 질이 건강장수의 양과 질을 결정한다. 그렇다면 근육량을 효과적으로 증가시킬 수 있는 운동방법에 대해서 알아보자.

38.
근력 운동, 알면 쉽다

　근육은 우리 몸에서 지방을 태우는 용광로다. 용광로의 크기가 작을수록 운동 중에 태우는 지방량이 줄고 연소되지 않고 남은 지방은 그대로 몸에 쌓인다.

　근육량이 많을수록 신진대사량이 높아져 걷기 효과도 커진다. 즉, 근육량이 많은 사람은 같은 거리, 같은 시간을 걸어도 에너지 소비량이 높아서 걷기효과도 크다.

　근육량이 감소하는 40대 후반에는 누구나 살찌는 몸이 된다. 특히 여성은 나이가 들수록 복부비만률이 높아진다. 어떻게 방어할까? 유산소 운동보다 근력 운동에 비중을 두고 근육량을 유지·증가시켜야 한다. 하지만 대부분의 여성이 유산소 운동에 매달린다. 이것도 일종의 운동문맹이다. 40대 후반에 접어들었다면 근력 운동이 우선이다.

어떻게 하면 안전하고 효과적인 근력 운동을 할 수 있을까? 먼저, 나의 1RM을 알아야한다.

자신이 한 번에 들어 올릴 수 있는 최대 무게를 1RM이라고 한다. 예를 들어 벤치프레스를 50kg로 한 번밖에 들 수 없다면, 50kg이 자신의 1RM이 된다. 하지만 이 방법은 초보자에게 매우 위험하다. 따라서 간접적인 방법을 사용하는 것이 안전하다.

먼저, 최대 10개를 반복해서 들 수 있는 무게를 확인한다. 이 무게는 1RM의 70% 정도가 된다. 그런 다음 이 무게의 30%를 더하면 자신의 1RM이 된다.

예를 들어, 당신이 벤치프레스를 30kg으로 10회 반복한다면 이 무게는 당신의 70%RM이 된다. 여기에 30kg의 30%인 9kg을 더한 39kg이 당신의 벤치프레스 1RM이라고 할 수 있다.

위에 소개한 이 방법은 1RM의 70%를 활용하는 간접측정법으로 다른 웨이트 트레이닝 동작에도 적용할 수 있다.

무게를 다루는 근력 운동은 안전이 우선이다. 안전은 자세에서부터 출발한다. 자세가 안정되면 근력 운동의 목적에 따라 다음 단계를 진행하면 된다. 일반적인 진행단계는 다음과 같다.

1단계

자세를 올바르게 배운다. 근력 운동 초보자는 가벼운 중량으로 반복 횟수를 많이 하는 것이 좋다. 일반적으로 15~20회의 반복 횟수가 적당하다.

2단계

근력 발달이 목표다. 이때는 중량을 약간 높이고 반복 횟수를 약간 줄인다. 10~15회가 적당하다.

3단계

근력 운동의 목표를 근파워를 높일 것인가, 근력을 높일 것인가, 근지구력을 높일 것인가에 따라 중량과 횟수가 달라진다.

일반적으로 근지구력은 적은 무게로 12회 이상 반복하고, 근비대나 근력을 키우기 위해서는 높은 무게로 8~12회 정도의 반복이 효과적이다. 근육량 증가가 목적일 때도 이 방법이 권장된다.

근력 운동을 할 때 꼭 기억해야 할 것이 있다.
근육에 가해지는 자극이 없으면 근육량은 증가하지 않는다. 따라서 수축·이완을 반복하는 동안 운동 부위의 근육은 계속해서 긴장상태를 유지하고 있어야 한다.

헬스장에서 근력 운동 하면서 쿵쿵거리는 소리를 내는 사람은 운동이 아니라 무거운 쇳덩이를 들었다 내렸다 노동하는 사람이다.

 안전하면서 효과를 보는 근력 운동을 위해서 2가지 운동생리학적 원리를 꼭 기억하자.
 첫째, 내게 맞는 1RM 설정법을 알아야 한다.
 둘째, 근육은 수축·이완하는 동안 계속해서 긴장을 유지해야한다.

39.
집에서 하는
튼튼한 다리 만들기 운동

노년의 건강과 행복을 결정짓는 것은 '외출'이다. 외출이 가능한 신체 기능이라면 건강 장수를 누리고 사는 중이다. 그러나 외출이 어렵다면 신체기능에 문제가 있는 것이다.

신체기능의 문제는 심리적 위축이라는 또 다른 문제의 시발점이다. 결국 신체기능의 문제→외출 불가→사회적 고립→심리적 위축→신체활동 제한→신체기능 저하→신체기능 악화로 이어진다.

신체기능 개선을 위한 가장 좋은 방법은 걷기다. 걷기를 즐기려면 튼튼한 두 다리가 필요하다.

아래 내용은 특별한 운동 도구가 없어도 집에서 튼튼한 다리를 만드는 데 도움 되는 운동들이다. 이 책을 읽고 있는 독자의 나이가 40세를 지났다면 성별과 관계없이 자주, 많이 하길 권한다. 후천성 건강장수 DNA인 근육을 온몸 가득 채워 보자.

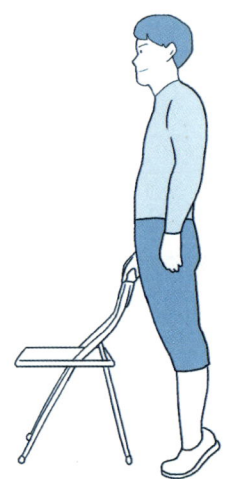

뒤꿈치 들었다 내리기 ▶ 장딴지 튼튼

① 의자를 잡고 선다.
② 양발을 모으고 뒤꿈치를 들었다 내리기를 반복한다.

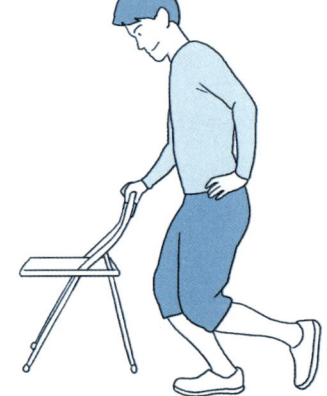

한쪽 다리로 무릎 굽혔다 펴기 ▶ 발목 튼튼

① 의자를 잡고 한 발로 선다.
② 무릎을 가볍게 굽혔다 펴기를 반복한다.

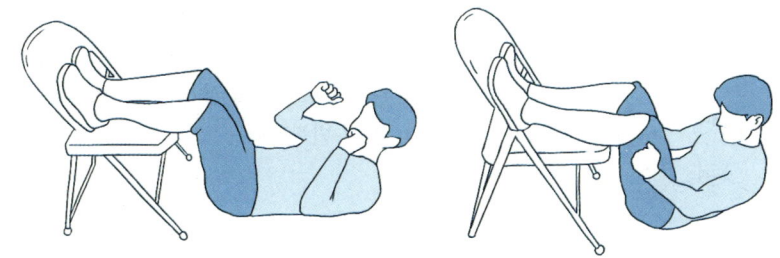

윗몸일으키기 ▶ 복부 튼튼

① 누운 상태에서 의자나 소파에 다리를 올려 무릎 각도를 90도로 유지한다.
② 숨을 내쉬면서 상체를 들어 올린다 최고점에서 잠깐 멈춘 후 상체를 내린다.
☞ 상체를 내릴 때 어깨가 바닥에 닿지 않도록 주의한다.

무릎 들어올리기 ▶ 허벅지&척추기립근 튼튼

① 허벅지가 수축할 때까지 양쪽 무릎을 붙여서 천천히 들어 올린다.
② 5초간 멈춘 후 내린다.
☞ 두 발이 바닥에 닿지 않도록 주의한다.

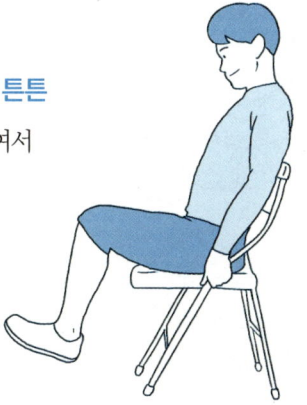

다리 옆으로 뻗기 ▶ 허리 튼튼

① 밴드를 오른발로 밟고 오른손으로 잡는다.
② 왼쪽 발로 밴드를 걸어서 옆으로 뻗는다.
③ 좌, 우 반복한다.

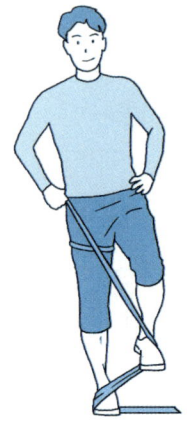
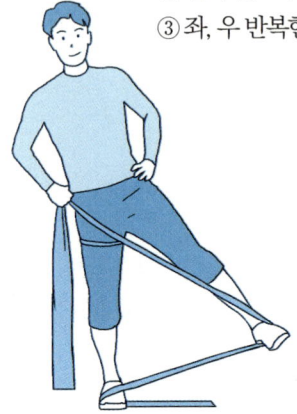

V자로 버틴 후 몸통 구르기 ▶ 허리 튼튼

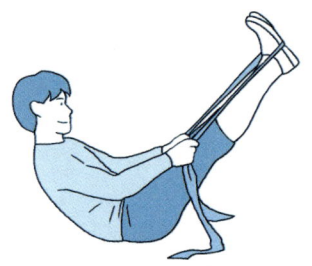
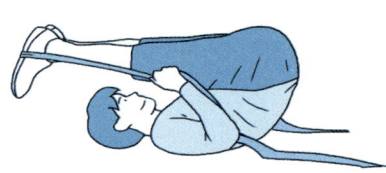

① 발바닥에 밴드를 걸어 당기면서 V자 버티기를 한다.
② 연결동작으로 몸통을 뒤로 넘겼다가 밴드를 당기면서 상체를 일으키는 롤링을 반복한다.
☞ 상체와 허벅지를 최대한 가깝게 한다.

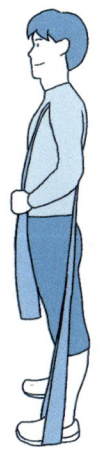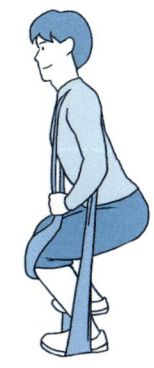

밴드 스쿼트 ▶ 허벅지 튼튼

① 양발로 밴드를 어깨너비로 밟는다.
② 밴드를 등 뒤에서 어깨로 넘겨 가슴 앞에서 잡는다.
③ 무릎을 가볍게 굽혀서 앉았다 서는 것을 반복한다.

☞ 상체를 굽히지 않고 곧게 편다.

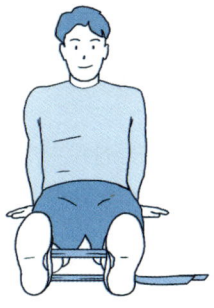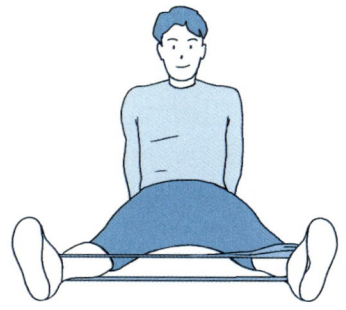

다리 벌렸다 모으기 ▶ 허벅지 튼튼

① 바닥에 앉아 밴드를 발목에 묶고 무릎을 곧게 편다.
② 허벅지에 힘을 주고 양쪽으로 벌린다.
③ 힘주어 버티면서 천천히 돌아 오는 것을 반복한다.

40.
내리막길 걷기를 위한
근력 운동

보행의 단계를 살펴보면 한쪽 발에만 전체 체중이 실리는 순간이 있다. 짧은 순간이지만 이때는 움직이는 몸의 중심을 한 발로만 잡아야 한다. 10m를 15번의 걸음으로 간다면 한발로만 중심을 15번 잡아야 한다.

평지를 걸을 때는 괜찮지만 울퉁불퉁한 등산로나 자갈길을 걸을 때는 불안정한 지면으로부터 몸의 중심을 잡으면서 걸어야 한다.

특히 내리막길은 중심 잡는 것이 훨씬 힘들다. 내리막길에서 주로 움직이는 근육(주동근)은 무릎 아래쪽의 앞정강근과 허벅지 뒤쪽의 햄스트링 hamstring이다.

이 두 개의 근육은 오르막길을 걸을 때 주로 사용하는 무릎 뒤쪽의 장딴지근과 허벅지 앞쪽의 넙다리네갈래근에 비해 약하다. 때문에 내리막

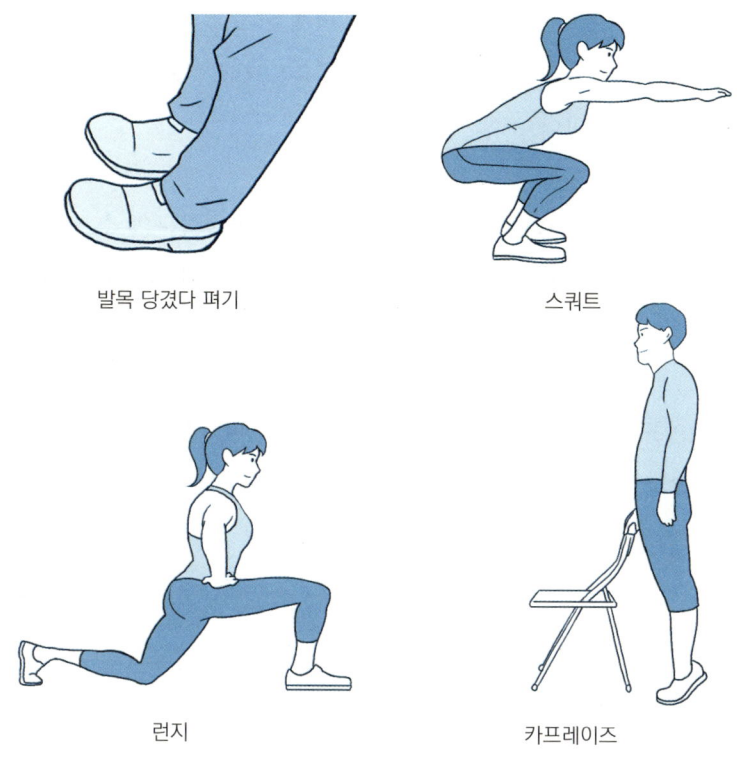

발목과 근력 강화에 좋은 운동

길에서 중심을 잃고 넘어지는 경우가 많다.

    평소에 자주 오르는 나지막한 동네 뒷산이 아닌 장시간 산행이나 내리막길이 긴 코스를 걷는다면 준비가 필요하다. 최소 일주일 전부터 무릎과 발목, 발바닥을 잇는 앞정강근과 허벅지의 햄스트링hamstring을 강화하는 운동을 하는 것이 사고예방에 도움 된다.

저자는 운동 전문가로서 건강관리를 위해 가장 중요하게 생각하는 것이 다리 근육이다. 독자 여러분도 다리 근육을 강화하기 위한 운동을 꾸준히 실천하기 바란다.

먼저, 발목을 당겼다 펴는 동작을 반복하자. 앞정강근의 수축-이완으로 근육이 강화된다. 탄성 밴드를 이용하면 앞정강근과 발목 관절 강화에 훨씬 도움 된다. 그리고 스쿼트, 런지, 카프레이즈도 추천하는 운동이다.

이 외에도 아킬레스건의 경직이 앞정강근의 피로를 유발하기 때문에 평소에 따뜻한 물수건을 이용해서 아킬레스건 마사지를 자주 하는 것도 좋다.

41.
바른 걸음을 도와주는
코어 복원 운동

지구상의 모든 생명은 중력의 영향을 받는다. 그동안 중력을 느끼지 않고 살아왔다면 그것은 우리 몸의 근육 덕분이다. 특히 무릎 위에서부터 젖꼭지 아래까지의 코어 근육이 제 몫을 다해준 덕이다.

코어 근육은 인체 중심이 되는 체간trunk 부위의 근육이다. 해부학적으로 허리뼈-엉치뼈-엉덩이에 붙어서 우리 몸의 축 역할을 하는 약 30여 개의 근육을 말한다. 척추는 근육이 감싸주지 않는다면 9kg 정도의 부하만 실려도 와르르 무너진다. 약해진 코어 근육으로 고강도 운동을 하면 운동 중 척추의 움직임을 억제하지 못하고 많은 스트레스가 가해져 상해를 입는다.

코어 운동에서 가장 중요한 것은 업도미널 브레싱abdominal bracing이다. 복부의 앞, 뒤, 좌, 우까지 동시에 힘을 주는 상태를 말한다. 복부의 어느 한 곳에만 힘을 주는 것이 아니라 누군가 나의 배를 때릴 때 몸통 전체에 힘을 주는 것처럼 몸통 전체에 힘을 주어야 더욱 견고해진다.

복부 근육이 무너지면 몸은 앞으로 고꾸라진다. 상체가 앞으로 굽어지는 것을 막으려고 뒤로 젖혀서 걷는 사람이 많다. 이런 자세로 오랫동안 걷게 되면 허리에 통증이 시작되고 움직임에도 제한을 받게 된다. 결국 걸을 때 허리가 아픈 사람은 힘의 원천power house, 코어 근육이 약해져서 그렇다. 해결은 간단하다. 코어 근육을 복원시키면 된다. 그런데 복원기술을 모른다. 많은 사람이 어려워서가 아닌 몰라서 못 한다는 사실이 운동 전문가의 한 사람으로서 안타깝다. 코어 근육 복원 운동은 서두르지 않고 천천히 단계별로 시행하는 것이 부상 예방에 좋다. 지금부터 소개하는 단계별 운동을 따라 해 보자.

1단계 코어 복원 운동

1단계는 도구 없이 체중과 중력을 이용한다.

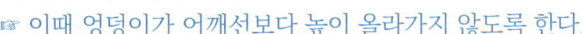

엘보우 플랭크

① 어깨와 팔꿈치가 바닥에 수직이 되도록 한다.
② 몸을 바닥과 수평이 되도록 들어 올려 10초 유지한다.
☞ 이때 엉덩이가 어깨선보다 높이 올라가지 않도록 한다.

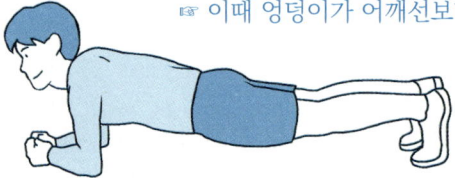

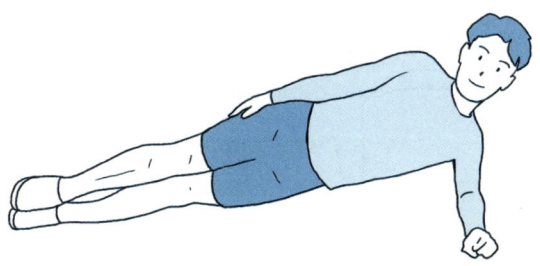

사이드 플랭크

① 한 쪽 팔꿈치를 어깨와 수직이 되도록 바닥에 댄다.
② 옆으로 누워서 엉덩이를 바닥에서 들어 올려 10초 유지한다.
☞ 이때 복부에 힘을 준다.

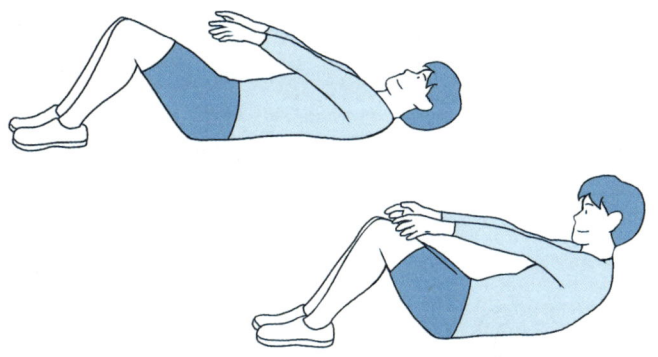

크런치

① 바닥에 누워 무릎을 90도로 세우고, 양손은 무릎을 향한다.
② 양손이 무릎에 닿을 때까지 상체를 들어 올려서 10초간 유지한다.
☞ 이때 허리는 바닥에서 떨어지지 않도록 한다.

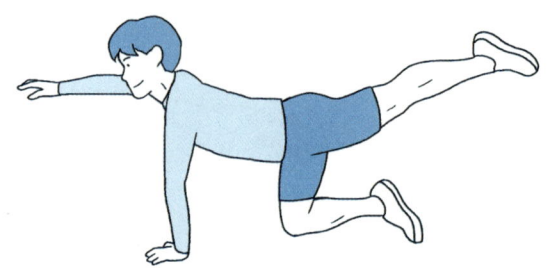

팔다리 교차하기

① 무릎을 꿇고 엎드린 자세에서 왼쪽 다리와 오른쪽 팔을 몸통과 가능한 일직선이 되도록 들어 올린다.
② 10초간 유지한다.
☞ 이때 몸이 한쪽으로 쏠리지 않게 중심을 잘 잡고 복부에 힘을 준다.

2단계 코어 복원 운동

1단계를 통해 코어 밸런스를 만들었다면 2단계는 근육량을 증가시키는 탄성밴드 운동이다.

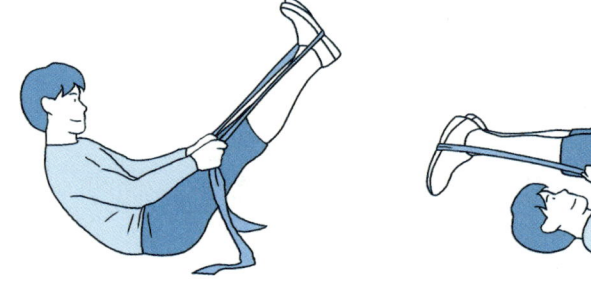

V자로 버틴 후 몸통 구르기 ▶ 허리 튼튼

① 발바닥에 밴드를 걸어 당기면서 V자 버티기를 한다.
② 연결동작으로 몸통을 뒤로 넘겼다가 밴드를 당기면서 상체를 일으키는 롤링을 10회 반복한다.
☞ 상체와 허벅지를 최대한 가깝게 한다.

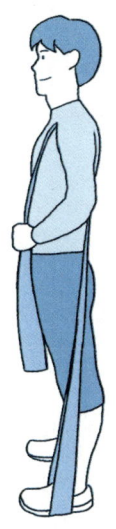
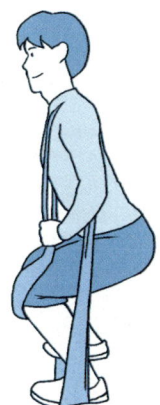

밴드 스쿼트 ▶ 허벅지 튼튼

① 양발로 밴드를 어깨너비로 밟는다.
② 밴드를 등 뒤에서 어깨로 넘겨 가슴 앞에서 잡는다.
③ 무릎을 가볍게 굽혀서 앉았다 서는 것을 10회 반복한다.
☞ 상체를 굽히지 않고 곧게 편다.

3단계 코어 복원 운동

짐볼을 이용해 몸의 동적 균형 능력을 향상시킨다.

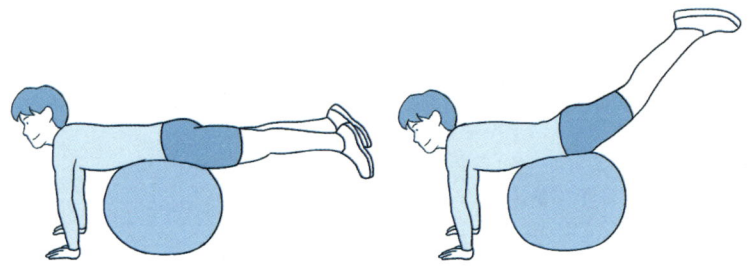

볼 위에 엎드려 다리 들었다 내리기 ▶ 허리 튼튼

① 볼 위에 엎드려 양손과 발을 바닥에 놓는다.
② 두 발을 들어 허리와 다리를 바닥과 수평이 되도록 곧게 편다.
③ 척추기립근에 집중하면서 10회 반복한다.

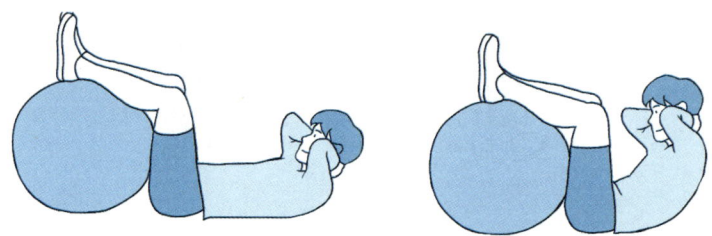

윗몸일으키기 ▶ 복부 튼튼

① 바닥에 누워 다리를 볼 위에 올린다.
② 볼을 최대한 엉덩이 가까이 붙인다.
③ 복부에 집중하면서 10회 반복한다.
☞ 상체를 내릴 때 어깨가 바닥에 닿지 않도록 주의한다.

42.
느린 걸음의 원인은
코어 근육 약화다

　노인의 보행속도가 떨어지면 알츠하이머 치매에 걸릴 확률이 높아진다는 연구 결과가 있다. 프랑스 툴루스 신경퇴행질환센터의 캄포 박사는 걷는 속도가 느린 노인은 치매 환자의 뇌 세포에 나타나는 독성 단백질의 수치가 높다는 연구 결과를 발표했다(세계일보, 2015).

　또한, 걷는 속도에 따라 독성 단백질의 수치가 최대 9%까지 차이가 난다고 밝혔다. 나이, 교육 수준, 기억력 등 다른 요인을 통제해도 걷는 속도와 독성 단백질 사이의 연관성에는 변함이 없었다.

　걷는 속도가 느린 노인의 46%는 기억과 사고능력 테스트에서도 치매로 이어질 수 있는 경도인지장애에 해당하는 것으로 나타났다. 경도인지장애란 기억력 등의 인지기능이 같은 연령대의 다른 노인들보다 떨어지는 상태를 말한다.

일상생활에 큰 지장은 없지만 다른 사람에 비해 치매로 이행될 가능성이 높은 것으로 알려져 있다. 당장 치매 증상은 없지만, 기억력 저하에 미세한 보행 장애가 함께 나타나면 치매를 예고하는 신호일 수 있다.

영국 알츠하이머병 연구학회의 로라 핍스 박사는 기억력 저하와 정신 혼란이 치매의 최초 증상이지만 운동장애 같은 신체적 증상도 초기에 나타날 수 있다고 말했다.

걷기 속도의 저하는 여러 가지 이유가 있지만 그 중 하나는 항중력 근육인 코어 근육이 약해지기 때문이다. 그럼, 어떻게 하면 코어 근육을 강화할 수 있을까? 언제 어디서든지 할 수 있는 4+1운동을 소개한다.

이 운동을 꾸준히 실천하면 코어 근육이 발달하고 민첩성과 평형성이 좋아져서 지금보다 더 빠른 속도로 걸을 수 있다.

▶▶ **코어 근육 강화를 위한 4+1 운동**

1	**제자리 걷기**
	허벅지를 최대한 배꼽 쪽으로 높이 들어 올리면서 빠른 속도로 제자리 걷기를 10초간 한다.
2	**뒤꿈치 들고 한발로 중심잡기**
	허벅지를 최대한 높이 들어 올린 상태에서 뒤꿈치를 들고 한 발끝으로만 서서 몸의 중심을 잡는 연습을 10초간 반복한다.
3	**스텝박스 스테핑**
	스텝박스를 놓고 최대한 빠르게 좌우로 스테핑을 10초간 한다.
4	**횡단보도 빨리 건너기**
	평소에 횡단보도를 건널 때 최대한 빠른 걸음으로 걷는다.
+1	걸을 때 항상 복부에 힘을 주고 걷는다.

5장

당신의 걷기는 달라져야 한다

변화는 바꾸는 것이 아니라
찾는 것이다

좋은 걸음을
찾아 나서보자

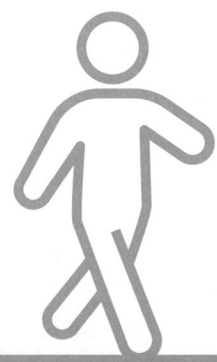

43.
걷기 속도에
변화를 주자

걷기 운동할 때 일정한 속도로 걷는 것보다 속도를 자주 바꾸는 것이 칼로리 소모를 최대 20% 더 늘릴 수 있다. 미국 오하이오 대학 기계·항공우주공학과 연구팀이 러닝머신을 이용한 실험에서 이 같은 사실을 밝혀냈다(스포츠조선, 2015).

연구팀은 실험 참가자들에게 러닝머신에서 일정한 속도로 꾸준히 걸을 때와 빨리 걷기와 천천히 걷기를 반복할 때의 칼로리 소비량을 비교했다.

결과는 같은 속도로 꾸준히 걸을 때보다 속도를 자주 바꾸면서 걸을 때가 칼로리 소모량이 6~20% 높은 것으로 나타났다. 이는 걷는 속도를 바꾸는 것 자체가 에너지를 연소시키기 때문이라고 설명했다. 즉, 어떤 속도로 걷든 칼로리가 소모되지만, 속도를 바꿀 때는 자동차의 가속페달을 밟는 것처럼 더 많은 칼로리를 소모하는 효과가 나타난다.

이 연구 결과를 우리의 일상생활에 변형해서 접목한다면 일정 구간에서 동료와 배낭을 바꿔서 메거나 잠깐 멈추었다가 걷기, 지그재그로 걷기 등의 변화도 추천한다.

운동 초기에는 탄수화물 소비량이 많지만 시간이 지날수록 체온이 오르고 땀이 나면서 지방 소비량이 많아진다. 따라서 걷기 운동할 때 속도 변화를 주는 적당한 타이밍은 땀이 흐르는 시점 이후가 좋다. 이렇게 속도를 높이고 내리는 걷기 방법을 '속도변형 걷기'라고 한다.

속도변형 걷기를 위해서는 걷기 속도를 판정하는 방법을 알아두면 도움 될 것이다.

걷기 속도 판정 방법

토크 테스트talk-test
걸을 때 대화는 가능하나 노래는 부를 수 없으면 "빠르게 걷기"(중강도 신체활동)에 해당하고 숨이 차서 대화를 할 수 없거나 말이 끊겨서 나오면 "매우 빠르게 걷기"(고강도 신체활동)에 해당한다.

자각 강도
자각 강도란 걸을 때 필요한 노력에 따라 겪는 심리적 또는 신체적인 부담을 말한다. 휴식할 때의 자각 강도는 1, 본인이 수행할 수 있는 최대 능력 또는 감당할 수 있는 가장 높은 강도는 10을 의미한다.

"빠르게 걷기"(중강도 신체활동)는 "호흡이 약간 가쁜 상태"로 5~6 정도의 자각 강도이며 "매우 빠르게 걷기"(고강도 신체활동)는 "호흡이 많이 가쁜 상태"로 7~8 사이의 자각 강도이다.

분당 걸음 수
1분에 약 100보(4.3km/h)를 걸으면 "빠르게 걷기"(중강도 신체활동)에 해당되고, 1분에 약 160보(7.2km/h)를 걸으면 "매우 빠르게 걷기"(고강도 신체활동)이다.

44.
운전하듯
걸으면 된다

평생 동안 아무런 생각 없이 걸었다. 바른 걷기자세에 대해 생각하지 않았다. 나만 그런가? 다 그렇지! 맞다. 우리 모두 아무 생각 없이 걸었다.

걷기의 기술은 돌 즈음부터 스스로 터득했기 때문에 따로 남에게 배울 필요가 없었다. 스스로 성취한 자율학습의 결과이기에 평생 자신만만, 의기양양하게 걸었다.

그런데 중년이가 되니 허리, 엉덩이, 무릎, 발목 중 어디 한 군데 온전한 곳이 없다. 원인은 엉터리 걷기 자세에 있었다.

중년의 나이에 바른 걸음을 다시 배운다. 엄밀히 말하면 처음 배우는 것이다. 그래도 늦지 않다. 앞으로 수십 년은 더 걸어야하니 지금이라도 배우는 것이 다행이다. 내일부터는 바른 걸음으로 멋지고 건강하게 걷자.

걷기 운동을 자동차 운전에 비유하면 쉽게 이해할 수 있다.

▶▶자동차 운전과 걷기 운동 비교

자동차 운전	걷기 운동
출발 전 워밍업	운동 전 워밍업
계기판의 각종 경고등 확인	근 관절 불편함 체크
서서히 출발, 급발진은 위험	서서히 걷기속도 증가
가속, 감속 시 연료 소비 높음	걷기속도에 변화를 줌
엔진 냉각수 점검하고 보충	운동 전,중,후 수분을 보충
워밍다운	워밍다운

처음 운전을 배울 때 어느 하나 소홀할 수 없듯이 걷기 운동을 배울 때도 마찬가지다. 준비, 정리 운동은 기본이며 서서히 속도를 올리고, 운동 전·중·후에 충분한 수분을 보충해야 한다.

45.
탁월한 건강을 위한 비결

알파벳 순서대로 1~26점을 부여한 후 성공적인 삶에 필요한 단어들에 점수를 부여하면 'attitude'가 100점이다. 즉, 삶의 성공은 '태도'에 달렸다. 저자가 좋아하는 100점 단어가 하나 더 있다. 훈련을 뜻하는 'discipline'이다.

물방울이 단단한 돌에 구멍을 낸다는 수적천석水滴穿石이라는 사자성어가 있다. 아무리 강한 물총을 쏘아도 한 번에 돌에 구멍을 낼 수는 없다. 만약 물줄기의 힘이 돌보다 강하다면 어떻게 될까? 돌은 깨질 뿐이다. 물방울이 돌에 구멍을 낸다는 것은 물리적으로 불가능하다.

그렇다면 수적천석은 무엇을 뜻하는 말일까? 답은 꾸준함이다. 한 방울로는 불가능하지만 그 한 방울에 쉼 없는 시간을 더하면 가능해진다. 작고 사소한 일이라도 꾸준하게 하면 없던 길이 새롭게 열린다.

"꾸준함이 이긴다."라고 해서 계란으로 바위를 치라는 것은 아니다. 꾸준함에 현명함이 더해질 때 탁월함으로 승화된다.

바른 자세로 꾸준하게 걷기 운동을 실천한다면 탁월한 건강으로 보답받을 것이다. 걷기 운동을 오랫동안 꾸준하게 실천하기 위한 가장 현명한 방법은 틈틈이 하는 것이다.

46.
틈새 걷기는
자기계발이다

자기 계발의 목적은 언제 어떻게 찾아올지 모를 위기상황에 대처할 능력을 기르는 것이다. 우리 주변에 보면 술자리를 통해서 인맥을 넓히는 것이 자기 계발이라고 말하는 사람이 있다.

《명심보감》 '교유'에 나오는 酒食兄弟千個有(주식형제천개유), 急難之朋 一個無(급난지붕일개무)는 술 마시고 밥 먹는 친구는 천명이나 되지만, 급하고 어려울 때 마음을 같이 할 친구는 한 명도 없다는 뜻이다.

급하고 위태로운 상황에서 자신을 도와줄 친구는 찾기 어렵다. 위기상황에서 나를 지켜줄 사람은 오직 나 자신이라는 것을 빨리 깨달아야 한다. 무엇이 나를 지켜 줄 것인지 곰곰이 생각해 보자.

저자는 많은 사람을 지켜보면서 운동의 영향력을 실감했다. 김 씨는

조선소 협력업체의 현장 근로자였다. 교통사고를 당해 허리를 다쳐 어쩔 수 없이 자진 퇴사를 했다.

저자와 함께 6개월 동안 재활 운동을 한 이후 건강해진 몸으로 재취업에 성공했다. 운동으로 심신을 튼튼하게 가꾸는 것이 최고의 자기 계발이라는 것을 다시 한 번 확인하는 계기가 되었다.

특정 시간을 정하고 몰아서 운동을 하겠다는 다짐은 구속되는 느낌에 부담이 된다. 운동을 시간의 틀 속에 억지로 밀어 넣으면 안 된다. 심리적 부담감이 운동을 밀어낸다.

일상생활 중에 틈새 10분을 찾아서 걸어보자. 밖으로 나갈 수 없다면 실내에서 걷는 것도 괜찮다. 한 번에 10분이 부담된다면 2~3분씩 나눠서 하는 것도 괜찮다. 이렇게 틈새 걷기를 하다보면 건강의 틈을 메꿀 수 있다.

저자는 3층 건물의 2층에서 근무하고 있다. 2층 화장실을 이용할 경우 100걸음, 3층 화장실을 이용할 경우는 220걸음이다.
하루에 화장실 가는 횟수가 평균 5회일 때 3층 화장실을 이용하면 하루에 600걸음을 더 걷는 셈이다. 한 달에 20일을 근무하면 12,000걸음, 1년이면 144,000걸음을 더 걷는 효과가 있다.

걸음수를 거리로 환산 해 보자.

> 보행거리=보폭×걸음수
>
> 보폭=키-110cm

 키가 170cm인 사람이 1년 동안 3층 화장실을 이용한다면, 864km(보폭60cm×144,000걸음)를 더 걷는다. 서울-부산을 왕복하는 거리 이상을 걷게 된다. 이것은 단순히 숫자로 끝나지 않는다. 건강 수준을 높이고 삶의 질을 높이는 원동력이 된다.

 틈새 걷기 운동처럼 일상생활 중에 작은 불편함을 감수하면 얻게 되는 틈새 걷기 운동은 나이가 들수록 그 진가가 나타난다. 누구나 건강한 노년을 원하지만 누구나 건강한 노년을 누리지는 못한다. 그 이유는 누적된 생활습관의 모습이 다르기 때문이다.

 젊었을 때 어떤 습관을 갖느냐에 따라서 노년의 건강이 결정된다. 정신적, 육체적으로 건강한 노년은 틈틈이 한 걸음 더 걷는 틈새걷기 습관이 주는 선물이다.

47.
걷기와 걷기 운동은 하늘과 땅 차이다

걷기와 걷기 운동은 하늘과 땅 차이다. 걷기는 그냥 공간 이동이지만 걷기 운동은 지방 연소에 최적화된 신체활동이다.

핵심은 '운동'이라는 단어의 유무이다. 운동의 개념만 알면 이 둘의 차이점은 쉽게 이해할 수 있다. 운동은 '움직임+땀+과호흡'이다.

단순히 공간 이동을 목적으로 하는 걷기는 움직이지만 땀이 나지 않고 호흡은 일정하다. 반면에 걷기 운동은 움직이는 중에 땀이 나고 동시에 호흡도 빨라진다.

걷기 = 공간이동

걷기 운동 = 공간이동 + 땀 + 과호흡 = 지방 연소

한마디로 걷기 운동은 땀이 나고 숨이 차야 하므로 평소보다 빠르게 걸어야 한다. 이때 걷기 속도는 팔 흔드는 속도에 비례한다. 빠르게 걷기 위해서는 팔꿈치 안쪽이 옆구리를 스치면서 힘차게 흔들어야 한다.

48.
걷기 효과는
장소에 따라 다르다

　공기의 질이 나쁜 도심에서 운동을 하는 것보다 차라리 하지 않는 것이 낫다는 연구 결과가 있다.

　미국과 영국의 공동 연구팀은 만 60세 이상의 성인 남녀 119명에게 런던 시내 혼잡 지역인 옥스퍼드 거리와 도심 공원인 하이드 파크에서 매일 낮에 2시간씩 걷기 운동을 하도록 했다. 그 결과 공기가 비교적 맑은 공원을 걸은 사람은 폐활량이 개선되고 동맥혈관 경직도가 줄었으나, 대기오염이 심한 옥스퍼드 거리를 걸은 사람의 폐활량은 미세하게 개선되었지만, 동맥혈관이 더 뻣뻣해지는 것으로 나타났다.

　실험 대상자는 건강한 사람 40명과 만성폐쇄성폐질환 환자 40명, 허혈성심장질환 환자 39명 등이다. 만성폐쇄성폐질환자의 경우는 대기오염물질에 노출되면 기침, 가래, 숨참, 재채기 등 증상이 악화하는 사례가 많았다.

대기오염의 수준에 따라 허혈성 심질환자 중 정기적으로 약을 먹지 않는 사람은 동맥 경직도가 더욱더 심하게 악화되는 경향도 관찰됐다.

이러한 결과는 오염이 심한 곳에서 걸어 다니면 심장, 혈관, 폐, 기도 등 심장혈관·호흡기에 미치는 운동의 긍정적인 영향이 상쇄되거나 심지어 역전된다고 강조했다. 연구진은 "대기오염이 심하지 않은 녹지 공간에서 산책하는 것이 건강에 바람직하다"라고 조언했다.

미세먼지를 줄이고 걷기 친화적인 환경을 만드는 좋은 방법은 규모는 작아도 도심 숲을 많이 만드는 것이다. 마을 숲과 학교 숲이 좋은 대안이 될 수 있다. 숲속 공기를 마시는 산림욕에 관한 연구들에 따르면 숲에 잠깐만 노출되어도 스트레스와 심장 박동 수, 혈압이 낮아진다고 한다.

2008년 미시간대학은 도심지와 공원 지역에서 산책을 끝낸 사람들의 인지능력을 비교하는 실험을 했다. 그 결과, 숲이 우거진 공원에서 산책한 사람들이 도심지에서 산책한 사람들보다 20% 더 높게 나타났다고 했다.

비록 도심 숲이지만 자연에 노출되면 눈에 띄게 차분해지고 심리적 안정을 찾을 수 있다는 장점이 있지만, 사실 도심에서 숲속걷기를 한다는 것은 어려운 일이다. 그렇지만 미세먼지가 적은 날씨라면 걷기 운동을 꾸준히 실천하기 바란다. 왜냐하면 걷기 운동은 다음과 같은 효과를 볼 수 있기 때문이다(한국건강증진개발원, 2020).

▶▶ **걷기 운동의 10가지 효과**

1. 모든 사망위험 감소

2. 심장병 및 뇌졸중 위험 감소

3. 고혈압 위험 감소

4. 제2형 당뇨병 위험 감소

5. 비만 위험 감소

6. 우울증 위험 감소

7. 치매 위험 감소

8. 인지기능 향상

9. 수면의 질 향상

10. 8가지 암 위험감소
 (유방암, 대장암, 방광암, 자궁내막암, 식도암, 신장암, 폐암, 위암)

출처 : 한국건강증진개발원, 2020

49.
맨발 걷기의
매력

맨발 걷기는 계절의 변화는 물론 땅의 온도 차이가 어떤지 섬세하게 느낄 수 있다. 맨발 걷기를 하면 몸의 건강 상태를 더 빨리 알아차릴 수 있다.

맨발 걷기처럼 우리 피부와 지구 표면이 접촉하는 것을 어싱earthing이라고 하는데, 클린턴 오버와 그의 동료들은 《어싱 earthing》에서 맨발로 걸으면 지구 자기장이 발바닥을 통해 몸속으로 들어와서 혈액순환이 좋아지고 신진대사 기능이 좋아진다고 했다.

외국에서는 맨발 걷기를 건강관리를 위한 대체의학으로 보고 활발한 연구가 진행되며 결과물도 많이 나왔지만, 우리나라에서는 아직은 생소한 분야다.

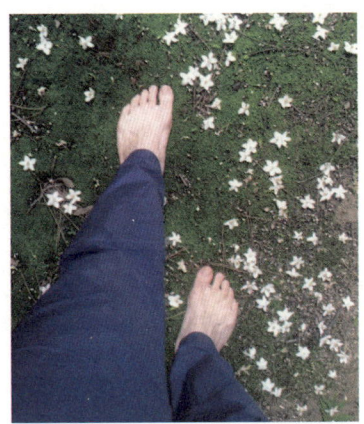

출처 : 건강마을제작소

저자는 어싱 이론을 접하고 직접 체험하기 좋은 장소를 물색해서 맨발로 걸었다. 촉촉하고 푹신푹신한 흙의 느낌이 발끝에서부터 머리까지 찌릿찌릿하게 올라온다. 진해만생태숲의 새소리, 바람 소리, 뱃고동 소리까지 들려온다. 오감 만족이란 바로 이런 것인가 싶다.

전국의 유명 산지에는 황톳길이 많이 조성되어 있다. 대표적으로 대전 계족산 황톳길, 아산 에코힐링 황톳길, 진해 드림로드 황톳길, 양재천로 황톳길, 영광물무산 행복숲 질퍽질퍽 맨발 황톳길을 추천한다. 독자 여러분도 맨발 걷기를 한번 체험해 보기 바란다.

신발과 양말을 벗는 것은 번거롭고 불편하지만 "불편해야 건강하다"라는 말을 믿고 체험 해 보자. 단순히 땅을 밟는다는 생각을 넘어 지구의 표면과 맞닿는다고 생각하면 훨씬 즐겁지 않을까? 그 어떤 신발보다 맨발이 건강에는 더 좋다. 신발의 뒷굽이 높을수록 건강은 떨어진다. 맨발 걷기, 참 매력적이다.

50.
건강하게 오래 살려면
빨리 걸어라

70세가 넘은 여성이 일주일에 한 번이라도 '빨리 걷기'를 하면 사망 위험률이 70%까지 낮아진다는 연구 결과가 있다. 미국 하버드 대학교 의학 및 공중보건대학 연구팀은 평균 나이 72세 여성 16,200명을 대상으로 일주일간의 신체 활동량을 측정했다. 빨리 걷기처럼 약간 힘든 신체활동을 가장 많이 한 여성은 신체 활동량이 가장 적은 여성보다 사망 위험률이 약 60~70% 낮은 것으로 나타났다.

숨이 차고 얼굴과 등에 땀이 약간 나는 정도의 운동은 건강을 유지하고 개선하는데 효과적이다. 이 정도 수준의 운동은 평지에서 숨이 차서 옆 사람과 편한 대화가 안 될 정도의 빠르게 걷기다.

이때 속도에만 신경을 집중하다 보면 바른 걷기 자세를 깜박 잊을 수 있다. 그래서 혼자보다 걷기 동아리 회원들과 함께 운동하는 것이 좋다.

서로 옆 사람의 자세를 봐주면서 걸으면 바른 자세를 유지할 수 있다.

6장

질환 예방 관리를 위한 맞춤 걷기

걸음이 걸음을 치료한다

좋은 걸음은
건강에
좋은 밑거름이 되어준다

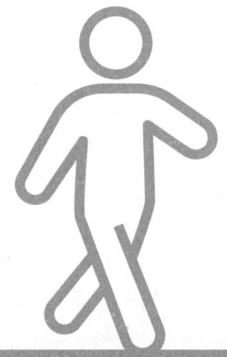

51.
로코모티브증후군을
예방하는 일상 걷기

    로코모티브증후군Locomotive Syndrome은 '몸을 이동할 때 타인이나 도구의 도움을 받게 되는 상태 또는 그 직전의 상태'를 말한다. 이는 '혼자 힘으로 걷는 것이 어려운 상태'를 뜻하며 건강수명이 끝났다는 것을 의미한다. 노인들이 치매 다음으로 두려워하는 증상이다.

    로코모티브증후군은 뼈, 관절, 근육, 힘줄, 인대, 신경 등 신체 움직임과 관련된 기관이 쇠약해져서 일어서기, 앉기, 걷기 등 기본적인 일상 동작에 불편을 호소한다. 그래서 '운동기능 저하 증후군'이라고도 부른다.

    치매가 신경·화학적으로 건강하지 못한 상태라면 로코모티브증후군은 물리적으로 불편한 상태이다. 신체활동을 멈추고 앉거나 눕는 것은 로코모티브증후군으로 가는 지름길이다. 물론 본인의 의지와 관계없이 비활동적인 상태가 될 수도 있다. 이때는 앉거나 누워서 할 수 있는 운동을 해야 한다.

로코모티브증후군을 예방하는 생활원칙은 아래와 같이 근육을 지속적으로 사용하는 것이다.

첫째, 앉아 있는 시간을 줄인다.
둘째, 땀이 날 정도의 속도로 걷기 운동을 꾸준히 한다.
셋째, 엘리베이터보다 계단을 이용한다.
넷째, 앉았다가 일어날 때 책상이나 무릎에 손을 짚지 않고 다리 힘만으로 일어선다.
다섯째, 횡단보도가 빨간 불 일때 기다리면서 제자리 걷기를 한다.

52.
골다공증을 예방하는
쿵쿵 걷기

나이가 들고 영양 섭취와 운동이 부족하면 뼈가 약해져 쉽게 부러진다. 골다공증은 갱년기 이후 여성에게서 많이 발생한다.

골다공증으로 인해 가장 먼저 나타나는 증상은 허리 통증이다. 뼈를 구성하고 있는 성분이 감소하기 때문에 우리 몸의 전체를 지탱하는 허리가 쉽게 통증을 느낀다.

나이와 관계없이 건강한 뼈를 유지하려면 운동은 필수다. 중·장년기에 하는 운동도 뼈의 손실을 줄여서 골다공증을 예방할 수 있다. 이미 골다공증으로 진단받았더라도 실망할 필요 없다. 적절한 운동을 꾸준히 한다면 뼈와 근육이 튼튼해지고 몸의 균형 감각과 유연성을 향상시켜 낙상에 의한 골절을 예방한다.

그리고 골다공증을 진단받은 사람은 체중을 줄이도록 노력해야 한다. 뼈가 약한데 체중이 많이 나가면 관절 통증은 더 심해진다. 이럴 때는 체중 감량을 위해 땀을 흘리면서 빠르게 걷기와 함께 골밀도를 높이기 위한 쿵쿵 걷기를 병행하는 것이 좋다. 쿵쿵 걷기는 뼈에 자극을 주어 골질의 유지, 증가에 도움을 준다.

골다공증 예방을 위한 걷기 운동을 정리하면 다음과 같다.
'쿵쿵 걷기(5분)→빠르게 걷기(10분)→쿵쿵 걷기(5분)→빠르게 걷기(10분)'으로 번갈아 가면서 30분 정도 걷는 것을 추천한다.

쿵쿵 걷기는 쿠션감 있는 신발을 신고 제자리 걷기로 시작하는 것이 안전하다. 횟수가 너무 많으면 오히려 무릎이나 발목이 다칠 수 있으니 좌우 각각 20회 정도면 적당하며 매일 3~5회 정도 실시한다.

방법은 제자리에서 걸으며 넓적다리뼈에 자극이 가도록 발바닥 전체로 지면을 빠르고 강하게 쿵쿵 소리가 나도록 구른다. 적응되면 허벅지를 지면과 수평이 될 만큼 높이 들었다가 빠르고 힘차게 딛는다.

쿵쿵 걷기에 익숙해지면 허벅지를 최대한 높이 들어 올리면서 천천히 걸으면 허벅지 근육량을 높일 수 있고, 한쪽 발로 중심 잡는 연습도 되기 때문에 균형감각을 향상시키는데 도움이 된다.

53.
이상지질혈증과
심장병 예방을 위한 빨리 걷기

　이상지질혈증은 대표적인 생활습관병이다. 운동처방의 목표도 특별한 스포츠를 실시하는 것보다 일상생활 속에서의 신체활동량을 늘리는데 있다. 그래서 걷기가 효과적이며 과다한 혈중지질을 낮추기 위해서는 지방을 운동 연료로 사용하는 빠르게 걷기가 좋다.

　빠르게 걷기를 할 때는 탄수화물과 지방이 함께 이용된다. 그러나 운동 강도가 높아질수록 탄수화물을 더 많이 쓴다.

　그 결과로 혈액과 근육 속에 젖산이 축적되고 지방분해는 억제된다. 따라서 이상지질혈증 예방관리를 위한 걷기 운동은 숨이 차고 땀이 약간 나는 정도가 적당하다.

　격일로 1주일에 3일, 하루에 30분 이상 규칙적으로 운동하면 3개월

후 중성지방은 감소하고, 혈관 내벽의 찌꺼기를 청소하는 HDL콜레스테롤은 증가한다.

다만 협심증과 같은 심장병이 있거나 운동 중 가슴 통증, 현기증 또는 가족 중에 심장질환으로 일찍 사망한 사람이 있다면 운동을 시작하기 전에 운동부하검사를 받는 것이 좋다. 검사를 통해 잠재된 질환을 확인하고 자신에게 맞는 운동 강도를 설정할 수 있다.

세계심장연합에서는 심장질환을 예방하려면 천천히 걷기와 같은 저강도 운동으로는 효과를 기대할 수 없다고 한다. 최소 1주일에 5일 이상, 하루 30분 이상의 빠른 걷기 운동을 추천한다.

54.
자율신경실조증을
물리치는 햇살 걷기

몸은 여기저기 아프고 피곤한데 병원을 찾아 진료하면 딱히 뚜렷한 이상이 없다고 한다. 하지만 만성피로와 함께 저조한 컨디션은 우리를 무기력하게 만든다. 이것을 자율신경실조증이라 한다.

자율신경실조증은 자율신경인 교감신경과 부교감신경의 길항(拮抗)작용에 균형 능력이 깨져서 생기는 여러 가지 이상 자각증상을 뜻한다.

심리적인 압박과 불규칙한 식습관이 생체리듬을 파괴하면서 발병한다. 대표적인 원인은 과도한 스트레스다. 그 외에도 감정 문제, 잘못된 식습관, 수면 부족 등이다.

증세는 두통과 정신적인 불안 증세, 불면증을 유발하고 가슴이 두근거리고 식은땀, 이명 등을 보이기도 한다. 여성의 경우 호르몬 대사 불균형으로 생리통과 생리불순, 무월경, 불임증이 나타나기도 한다.

이 같은 증상을 예방하려면 무엇보다 운동하는 생활습관이 가장 중요하다. 매일 햇살을 받으면서 하루 30분 이상 '약간 숨찬' 정도의 걷기 운동이 필수다. 햇살을 받으면 체내 세로토닌 분비량이 늘어나 자율신경을 안정시키고 야간에 숙면을 할 수 있도록 도와준다.

55.
한 달에 하루 살찌는
갱년기 여성을 위한 근파워 걷기

 우리 몸은 나이가 들면서 많은 부분이 변한다. 특히 피부에 주름이 생기고 탄력을 잃는 것은 어쩔 수 없다. 물론 노력에 따라 그 정도는 달라질 수 있다.

 근육도 마찬가지다. 근육량은 40세를 기점으로 1년에 1%씩 감소한다고 알려져 있다. 50세라면 10년 전보다 10%가 감소한 상태다.

 근육은 1kg당 하루 평균 13kcal를 소비한다. 총 근육량이 3kg 감소하면 하루에 약 40kcal가 소비되지 못하고 몸에 추가로 쌓인다. 한 달이면 1,200kcal가 축적된다.

 이 정도의 칼로리는 성인 여성의 1일 평균 기초대사량에 해당한다. 달리 표현하면 갱년기 여성은 한 달마다 1일 기초대사량에 해당하는

1,200kcal가 체내에 쌓인다는 뜻이다.

근육 1kg = 13kcal 소비

근육 3kg = 3 × 13 = 39kcal ≒ 40kcal 소비

40kcal × 30일 = 1,200kcal (=1일 기초대사량)

신체활동이 제한되는 상황이 길어질수록 근육은 빠른 속도로 빠지고 기초대사량이 감소한다. 지방이 쌓이면서 체중은 빠른 속도로 올라간다. 이것이 바로 운동을 안 하는 갱년기의 여성이 비만 체형으로 변해가는 이유다.

초경을 했던 사춘기로 돌아가 보자. 사춘기 여학생은 체지방률이 17%가 되면 비로소 여성호르몬 분비가 촉진되고 월경을 시작한다. 그 이후 월경 주기와 양을 일정하게 유지하려면 체지방률이 최소한 22% 이상 되어야 한다.

그 이유는 월경 주기와 양을 조절하는 것은 여성 호르몬이고, 여성 호르몬을 컨트롤 하는 것은 지방이기 때문이다. 이 점이 매우 중요하다. 폐경 이후 할 일 없는 지방이 월경에 사용한 에너지양만큼 축적된다. 이것이 복부에서부터 팔뚝, 등 쪽으로 범위를 확장해 간다. 대부분 상체에 집중된다.

감소하는 기초대사량을 폐경 전에 잡으려면 근육을 만들어야 한다. 보다 적극적인 체중감량을 위해서는 먼저 가벼운 체중부하 운동이나 탄성 밴드 운동으로 체온을 올린 후 땀을 흘리면서 30분 정도 빠르게 걷기를 하는 것이 효과적이다.

56.
무릎 아픈 사람을 위한 물속 걷기

무릎이 아픈데도 무작정 걸어야 할까? 통증의 원인과 정도에 따라 다르다. 쉬어야 하는 경우도 있다. 전문가의 진단과 처방을 따라야 한다.

중요한 것은 원인 파악이 중요하다. 무릎 통증을 호소하는 환자의 대부분은 과체중 혹은 비만이다. 아프니까 움직이는 것을 싫어한다. 시간이 지날수록 체중은 늘어가고 무릎 통증도 더 심해진다.

수술 할 정도가 아니라면 체중 증가를 멈추기 위한 걷기 운동이 필수다. 통증 때문에 움직이지 않으면 근육량은 줄어들고 무릎 관절은 더욱 굳어진다.

무릎 관절을 튼튼하게 하는 방법을 소개한다.

첫째, 〈39. 집에서 하는 튼튼한 다리 만들기 운동〉에서 소개한 운동을 꾸준히 한다.

둘째, 격일로 목욕탕에 가자.
온탕에 앉아서 체온을 올린 후 물이 허리 높이까지 오는 냉탕으로 간다. 벽면에 붙은 안전 바를 잡고 무릎을 최대한 펴서 한쪽 다리부터 축구 킥처럼 다리 차기를 각 20회한다. 그리고 이어서 제자리 걷기를 20회한다.

이 과정이 끝나면 온탕에서 반신욕으로 체온을 올리고 다시 냉탕으로 가서 반복한다. 이렇게 온탕과 냉탕을 3~4회 왔다 갔다 하면서 다리 운동을 한다. 냉탕과 온탕의 온도만으로도 근육, 힘줄, 인대를 반복적으로 수축-이완시키는 효과가 있어 연부조직을 강화할 수 있다.

이와 같은 물속에서 다리운동은 무릎관절의 전·후, 좌·우, 상·하 모든 방향에서 동일한 수압이 작용하기 때문에 보다 안정된 상태에서 다리 강화 운동을 할 수 있다.

물속 걷기 운동 시 고혈압 약을 복용중인 사람은 주의해야 한다. 온탕에서 다리로 물장구치듯 다리차기를 한 후에 냉탕에 들어가는 대신 샤워부스에서 미지근한 물로 샤워하면서 체온을 낮춰 근육을 수축시키는 것이 좋다.

셋째, 운동장이나 공원 등 평지 걷기를 한다.

집과 목욕탕에서 다리 운동을 할수록 더 멀리 오래 걸을 수 있다. 무릎 통증이 없는 수중운동으로 다리근육을 튼튼하게 하면서 걷는 시간과 거리를 조금씩 늘려 가면 체중 증가는 멈추고 통증은 줄어 들 것이다.

넷째, 걷기 속도를 조금씩 빠르게 한다.

걷기 운동 초기에는 무리하지 않는다. 30분 걷기를 계획하고 있다면 처음 한 달은 10분 걷고 5분 휴식한다. 기간이 지날수록 땀 흘리면서 걷는 시간을 조금씩 늘려나간다. 이때 걷기 자세를 바르게 유지하는 것을 잊지 말아야 한다. 잘못된 걷기 자세는 또 다른 통증의 원인이 된다.

57.
우울증·고혈압 환자를 위한 숲속 걷기

　산림치유학자를 중심으로 숲의 건강증진 효과에 대한 중요성이 갈수록 강조되고 있다. 국립 숲치유원과 자연휴양림이 전국 곳곳에 설치·운영되고 있으며 전국 지자체에도 숲치유센터 건립이 확산되고 있다. 숲이 건강, 힐링의 최적지로 관심 받는 이유는 무엇일까?

　사람은 숲에서 안정적인 생활을 했다. '쉬다'는 뜻의 '휴(休)'자를 보면, 사람이 나무에 기대 있는 모습으로 휴식은 사람이 나무에 기대어 쉰다는 의미다. 사람과 숲은 서로 뗄 수 없는 관계다.

　농경사회로 바뀌면서 숲에서 벗어나 공동체 생활을 시작했다. 스트레스, 우울증, 피부병, 주의력 결핍 등 원인을 파악할 수 없는 희한한 질병이 증가하고 급기야 자살률까지 늘고 있다. 환경론자와 숲 학자들은 이 같은 질병이 전부 인간이 숲에서 뛰쳐나왔기 때문이라고 주장한다(모리모토 가네히사 외, 2011).

 실제로 인간이 숲에서 생활하면 각종 질병 수치가 호전될 뿐만 아니라 모든 질병의 예방효과까지 나타나는 것으로 조사되고 있다.

 산림에서 발생하는 소리는 인간을 편안하게 하며, 집중력을 향상시킨다. 만물이 생동하는 봄의 산림소리는 인간 신체에 가장 안정감을 주는 소리라고 평가한다. 숲속에서 부는 바람과 나뭇잎 바스락 거리는 소리, 계곡에 물 흐르는 소리 등은 쾌적감과 평안함을 제공한다. 나뭇잎 사이로 스며드는 간접 햇빛은 뼈를 튼튼하게 하고 세포의 분화를 돕는 비타민 D 합성에 필수적이다.

 산림에서는 면역학적으로 인체에 해로우며 피부암, 백내장 등을 유발하는 자외선UVB를 차단해 오랜 시간 야외활동이 가능하다. 햇빛은 세로토닌을 촉진시켜 우울증을 예방하거나 치료하는 방법으로 넓게 활용되고 있다. 따라서 숲속을 걷는 행위만으로도 스트레스나 우울증·고혈압·아토피·주의력 결핍 등의 질환예방과 치유효과를 보이는 것으로 조사됐다(김호겸, 2018).

7장

걷기를 돕는 주요 관절 운동

관절이 부드러워야
인생이 부드럽다

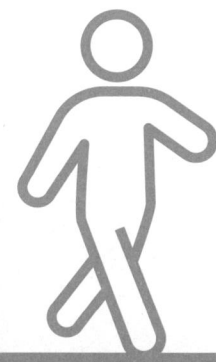

58.
움직임의
비밀

몸의 원활한 움직임을 위해서는 가동성mobility이 좋아야 하고 좋은 가동성을 위해서는 안정성stability이 좋아야 한다.

가동성과 안정성은 따로 설명할 수 없다. 가동성은 관절이 책임지고 안정성은 근육이 책임진다. 예를 들어, 무릎 관절은 무릎 아래의 장딴지 근육과 무릎 위의 허벅지 근육이 튼튼해야 완벽하게 제 기능을 발휘한다.

같은 원리로 장딴지나 허벅지 근육을 다치면 두 근육 사이에 있는 무릎 관절의 사용이 어려워진다. 반대로 무릎 관절이 다치면 허벅지와 장딴지 근육을 사용하는데 제한이 생긴다.

즉, 관절은 근육의 도움으로 움직이고 근육은 관절의 도움으로 튼튼해진다. 관절과 근육은 상호보완적인 관계다.

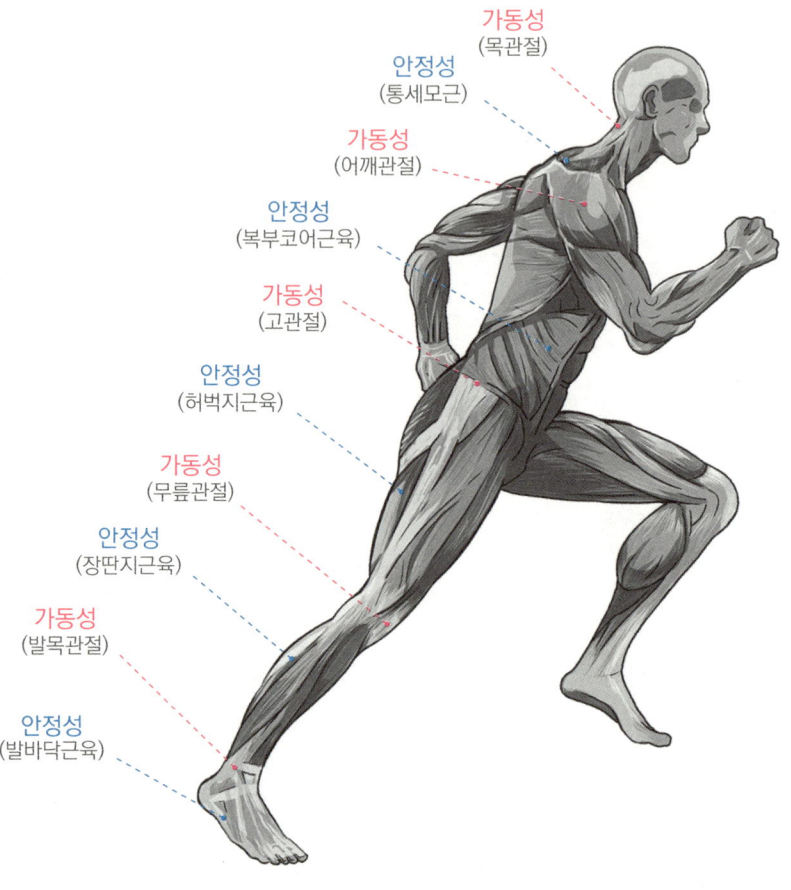

근육-관절의 연결구조

불안정한 자세로는 오랫동안 움직일 수 없다. 우리가 몸을 움직일 때 필요한 안정성과 가동성은 바른 자세에서 나온다. 걷기도 바른 자세를 유지한다면 부상 없이 안정적으로 오래 걸을 수 있다.

아이가 걷기 시작한다는 것은 안정성과 가동성을 스스로 구축하기 위한 첫 시도다. 아이가 일어나 혼자 힘으로 걷기를 시작하면서부터 몸의 '안정성+가동성' 연결 구조가 튼튼해진다.

그런데 40대 이후부터 시작되는 근육감소로 인해 '안정성+가동성'의 연결 구조가 약해진다. 안정성이 깨지면 가동성도 깨진다. 특히 다리의 '안정성+가동성' 연결 구조가 무너지면 순식간에 몸 전체로 퍼져나간다.

59. 안정성과 가동성

날실과 씨실이 맞물려 옷감이 되듯 우리 몸도 안정성이라는 날실과 가동성이라는 씨실이 맞물려 움직인다. 안정성은 뼈와 근육이 담당하고, 가동성은 관절이 담당한다.

특정 부위의 안정성을 담당하는 뼈와 근육이 고장 나면 그 부위 위·아래의 가동성을 담당하는 관절도 약해진다. 반대로 가동성을 담당하는 관절이 고장 나면 움직임의 질이 떨어지기 때문에 안정성을 담당하는 근육도 약해진다.

흔한 예로 정강이뼈가 부러져서 깁스하면 주변 근육도 움직이지 못한다. 안정성이 제약을 받으니 위쪽의 무릎 관절과 아래쪽의 발목 관절의 가동성에도 제약이 생긴다.

이렇게 특정 부위의 안정성 또는 가동성이 무너지면 우리 몸의 전체 균형이 깨지는 것은 당연한 이치다.

몸의 균형이 깨지는 원인은 다양하다. 동작이 오랜 기간 반복되는 직업이나 오랜 시간 앉아있거나 서 있는 경우, 걷는 자세가 잘못되었거나 예상치 못한 사고 등에 의해서 균형은 깨질 수 있다.

몸의 균형이 깨지는 이유는 갑작스러운 사고를 제외하면 대부분 잘못된 자세가 오랜 시간 누적된 결과물이다. 때문에 틀어진 골격을 바로 잡으려면 많은 시간이 필요하다.

지금의 통증은 과거 어느 순간부터 잘못된 자세로 인해 시작되었다는 점을 알아야 한다. 몸에서는 오랫동안 신호를 보냈지만 무시한 결과다.

대칭을 이루고 있는 모든 것은 균형을 요구한다. 사물이든 사람이든 움직이는 모든 것은 균형을 잡기 위해서 완벽한 대칭을 이루어야 한다. 균형을 잡는 노력은 마주 선 상대를 위한 배려이다. 어느 한쪽이 과하거나 부족해서는 안 된다.

균형 운동을 더 자세하게 소개하고 싶지만, 지면으로 운동을 설명한다는 것은 제한적이다. 다음 장에서 소개하는 주요 관절을 위한 운동법을 참고하기 바란다. 저자의 생각만큼 독자의 답답함도 클 것으로 생각한다.

몸 밸런스 향상에 도움 되는 운동은 짐볼과 탄성 밴드이다. 그 외에도 트램펄린, 에어쿠션, 수중운동, TRX, 돔볼 등이 있다. 이러한 운동은 수술 이후 재활 운동 단계에서 일상생활 적응훈련을 위해 추천하는 운동이기도 하다.

건강마을제작소에서는 지면의 아쉬움을 채워 드리기 위해 운동 실습 위주로 세미나를 진행하고 있다. 세미나에 오셔서 체득해 가시길 바란다.

60.
넘어져도 꺾이지 않는
발목 관절을 위한 운동

발목 관절은 장딴지와 발을 연결시켜 주는 정강뼈tibia와 종아리뼈fibula의 먼 쪽 끝과 목말뼈talus로 이루어졌다.

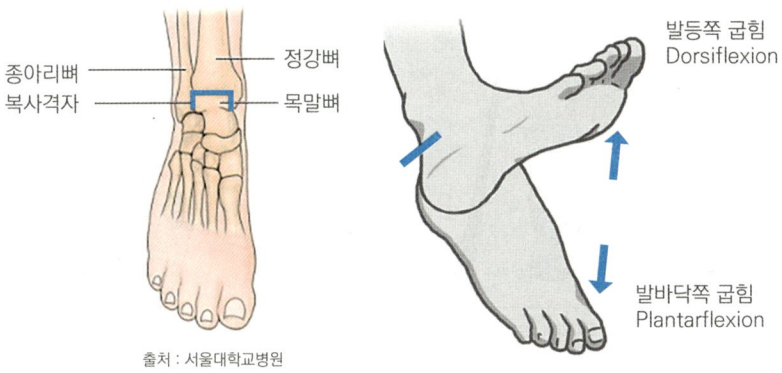

출처 : 서울대학교병원

윤활 관절synovial joint 중에서 경첩 관절hinge joint에 해당하며, 이 발목 관절을 통해 정강뼈에서 목말뼈로 체중이 실린다. 발목 관절의 동작은 발등쪽 굽힘과 발바닥쪽 굽힘이 있다. 발목 관절을 튼튼하게 해주는 운동을 소개한다.

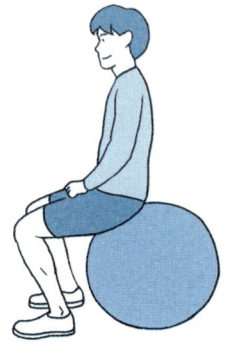 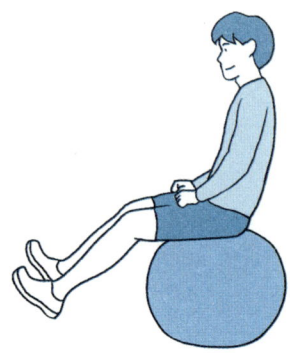

① 허리를 펴고 볼의 약간 앞쪽에 앉는다.
② 발로 볼을 밀면서 몸을 뒤로 보낸다.
③ 엉덩이가 볼 중심에 왔을 때 양쪽 다리를 살짝 든다.

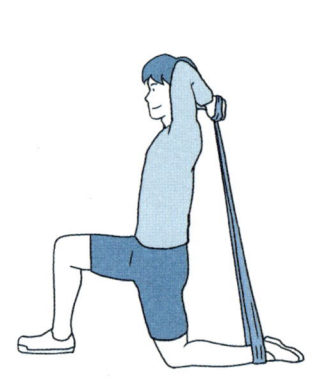 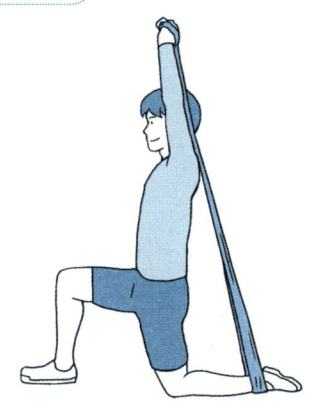

① 척추기립근을 펴고 한쪽 무릎을 내밀고 세운다.
② 밴드의 중간을 발목에 걸고 끝은 손에 감아 잡는다.
③ 팔꿈치를 펴며 밴드를 늘려준다.
☞ 동작을 반복하는 동안 무릎은 90도로 유지한다.

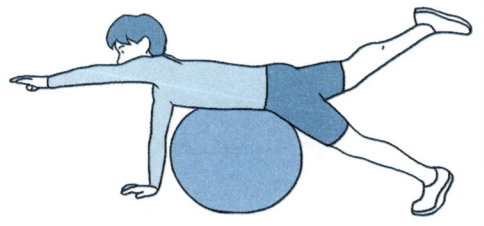

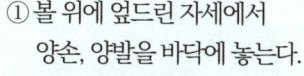
① 볼 위에 엎드린 자세에서 양손, 양발을 바닥에 놓는다.
② 왼팔과 오른다리를 들어올려 균형을 유지한다.
③ 반대쪽 팔·다리를 번갈아 실시한다.
☞ 이때 고개는 들어 정면을 본다.

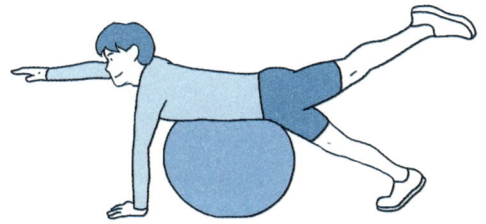

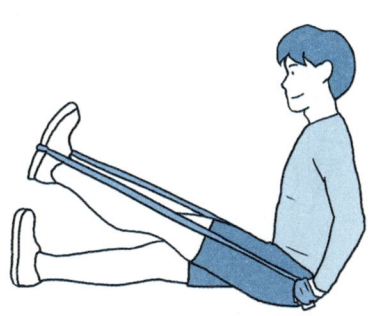

① 밴드 중간을 발바닥에 건다.
② 밴드 양 끝을 손으로 당겨서 엉덩이 옆에 고정한다.
③ 다리를 들었다 내리기를 반복한다.
☞ 다리를 들 때 무릎을 최대한 곧게 펴고, 내릴 때는 뒤꿈치가 바닥에 닿으면 안 된다.

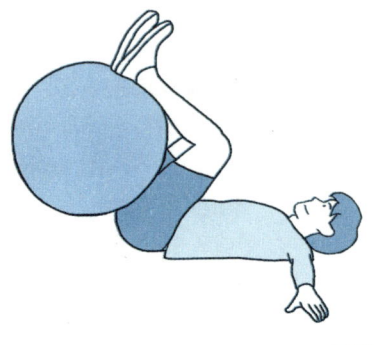
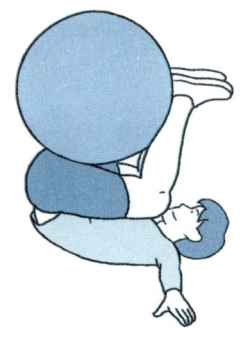

① 바닥에 누워 양팔을 옆으로 편다.
② 뒤꿈치와 허벅지 뒤쪽으로 볼을 꽉 잡는다.
③ 무릎을 가슴 쪽으로 끌어 당겼다 내리기를 반복한다.
☞ 이때 볼을 바닥에 닿지 않도록 주의한다.

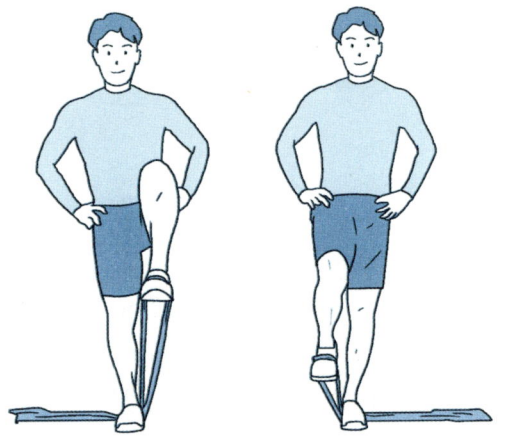

① 밴드로 고리를 만들어 매듭을 한발로 밟고 선다.
② 반대쪽 발등에 밴드를 걸어서 최대한 높이 끌어 올린다.
☞ 손은 허리에 올리며 당기는 발은 바닥에 닿으면 안 된다.

61.
흐린 날씨에도 쓸 만한
무릎 관절을 위한 운동

날씨가 흐리거나 비가 오는 날에는 관절 통증이 심해진다. 이처럼 날씨에 따라 통증 정도가 달라지는 것을 '기후통증'이라고 한다.

흐린 날에는 습도가 올라가고 대기 중의 외기압이 평소보다 낮아지게 되면 상대적으로 관절 내부의 압력이 높아진다. 그 과정에서 관절 속 압력 균형이 깨지며 관절 신경이 예민해져 통증의 원인이 된다.

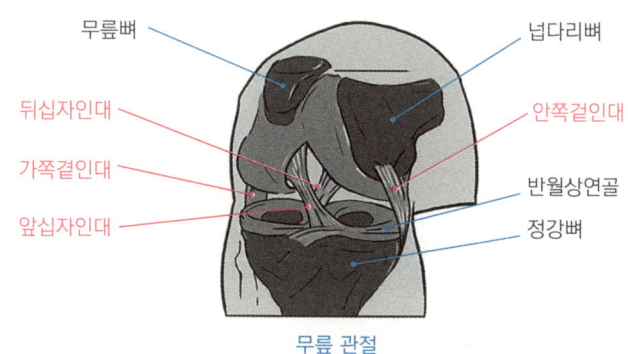

무릎 관절

나이가 들수록 흐리거나 비 오는 날에도 외출이 가능할 정도의 튼튼한 관절이 필요하다. 무릎관절의 움직임을 이해하기 위해서 꼭 알아야 하는 부위가 있다.

반월상연골
반달 모양으로 무릎 뼈 사이에 끼어있는 연골을 말한다. 무릎 관절이 원활하게 움직일 수 있도록 만들어주며 충격을 완충시킨다.

십자인대
앞십자인대와 뒤십자인대가 있으며 무릎 관절 내에 존재하지만 인대는 활막에 싸여 구별되므로 십자인대 자체는 활막 외 조직이다. 십자인대에 혈액 공급은 중간 무릎 동맥에 의해, 신경 공급은 뒤쪽 정강 신경의 가지인 뒤쪽 관절 신경에 의해 이루어진다. 관절의 안정성에 있어 중요한 역할을 한다.

무릎 관절을 튼튼하게 해주는 운동을 소개한다.

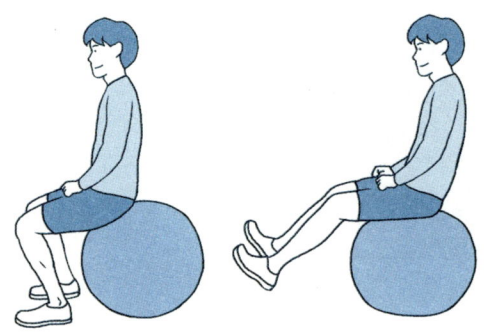

① 허리를 펴고 볼의 약간 앞쪽에 앉는다.
② 발로 볼을 밀면서 몸을 뒤로 보낸다.
③ 엉덩이가 볼 중심에 왔을 때 양쪽 다리를 살짝 들어 발을 바닥에서 뗀다.

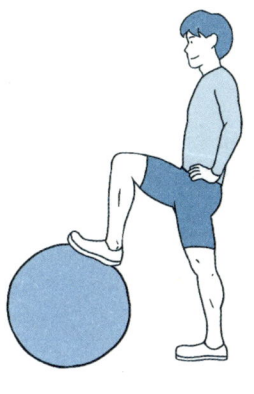
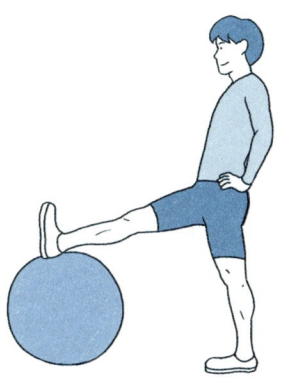

① 양손은 허리에 놓고 한쪽 다리를 볼 위에 올린다.
② 무릎을 펴면서 볼을 앞으로 밀어낸다.
③ 반대쪽 다리도 같은 방법으로 반복한다.

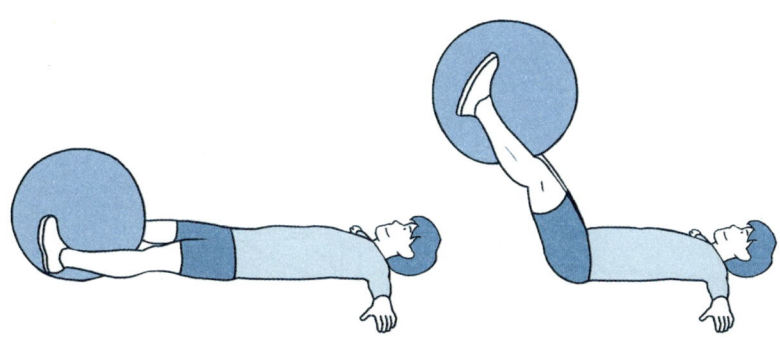

① 누워서 무릎을 펴고 발목 안쪽으로 볼을 잡는다.
② 다리를 들어 올렸다 내리기를 반복한다.
☞ 이때 볼이 바닥에 닿지 않도록 주의한다.

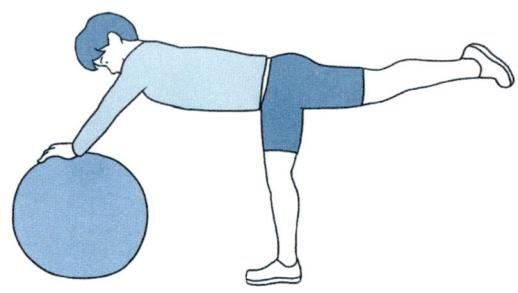

① 상체를 90도 굽히고 두 손은 볼 위에 겹쳐 놓는다.
② 허리 근육에 집중하면서 다리를 뒤로 들어 올려 잠시 멈춘다.
③ 반대쪽 다리도 같은 방법으로 실시한다.

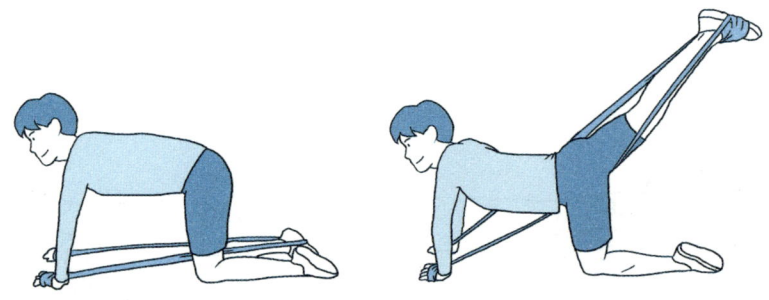

① 밴드 가운데를 발에 한 바퀴 돌려 감고 양끝은 손에 감아 잡고 무릎 꿇어 엎드린다.
② 뒤쪽 45도 방향으로 힘껏 차 올린 후 허벅지를 가슴 쪽으로 다시 당긴다.
☞ 발을 차올릴 때 좌우로 틀어지지 않도록 주의한다.

62.
휘는 등골 잡아주는
허리 관절 운동

우리는 힘들 때 '등골이 휜다.'라고 말한다. 이때 등골이 바로 척주를 뜻한다. 척주는 목뼈(7개), 등뼈(12개), 허리뼈(5개), 엉치뼈(1개), 꼬리뼈(1개) 로 구성된다. 척주는 총 26개의 척추뼈와 23개의 추간판으로 이루어져 있으며 S자 모양이다.

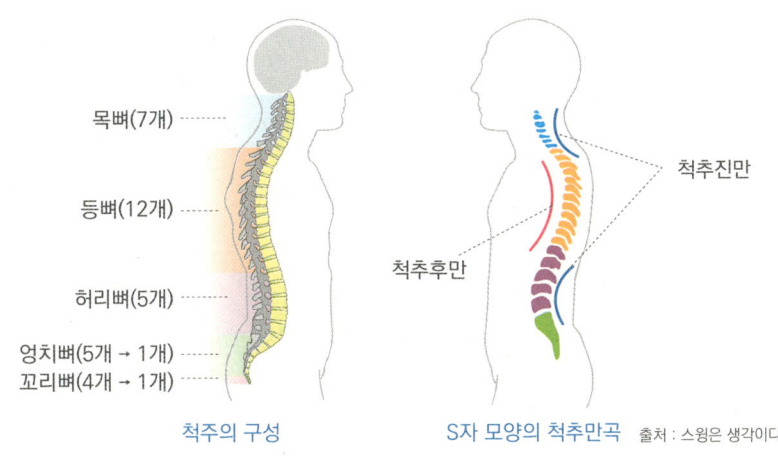

척주의 구성　　　　S자 모양의 척추만곡　출처 : 스윙은 생각이다

튼튼한 허리 관절을 위해서는 척추의 근육과 인대를 튼튼하게 해야 한다. 허리 관절을 튼튼하게 해주는 운동을 소개한다.

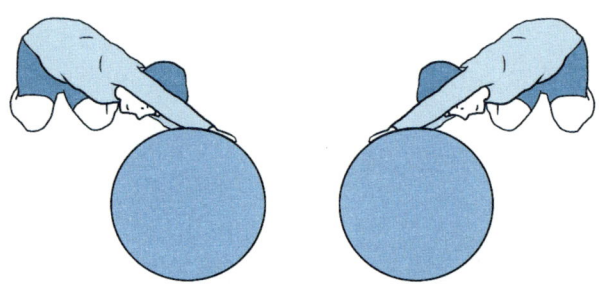

① 무릎 꿇고 앉아서 어깨 힘을 빼고 볼을 가볍게 잡는다.
② 천천히 볼을 좌우로 굴리면서 어깨, 허리, 골반 근육을 늘려준다.

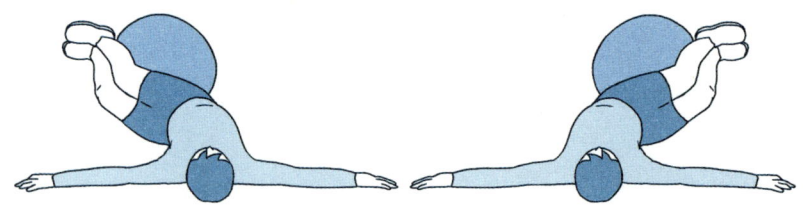

① 바닥에 등을 대고 누워서 양팔을 옆으로 편다.
② 두 다리를 볼 위에 올리고 무릎을 90도를 유지한다.
③ 복부근육에 집중하면서 천천히 좌우로 굴린다.

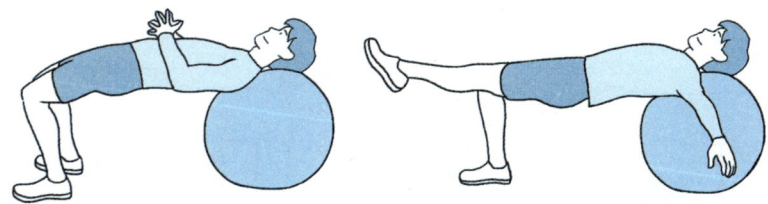

① 양쪽 발과 무릎은 바닥에 수직을 유지하고 허리와 엉덩이는 반듯하게 들어 올린다.
② 양쪽 팔과 한쪽 다리를 지면과 수평이 되게 들어 올린다.
③ 다리를 번갈아 들며 10초간 유지한다.

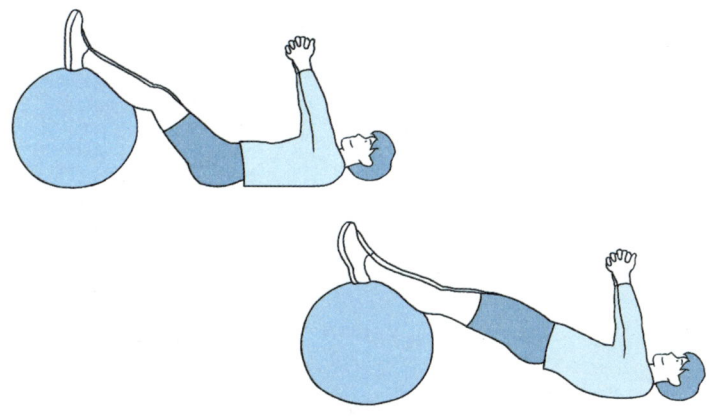

① 바닥에 등을 대고 누워서 깍지를 끼고 팔을 뻗는다.
② 등을 반듯하게 편 상태에서 엉덩이를 들어 올린다.

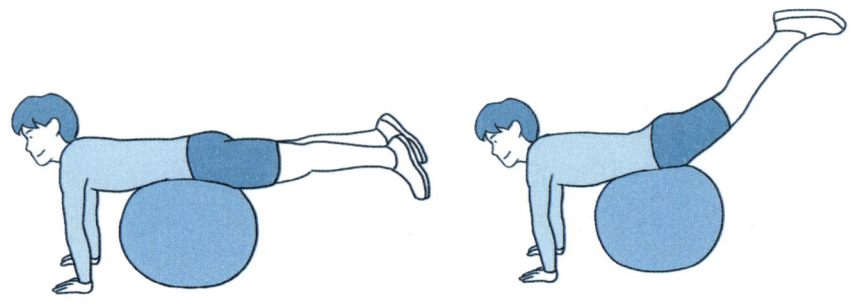

① 손으로 바닥을 짚고 엎드려 볼 위에 정강이를 올리고 허리와 무릎을 편다.
② 무릎을 가슴 쪽으로 당기면서 완전히 구부린다.
③ 중심을 잡으면서 10회 반복한다.

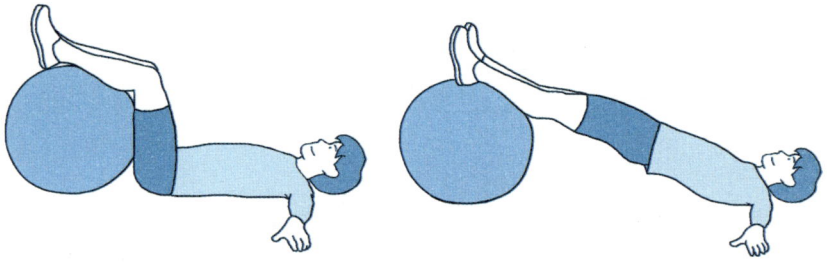

① 바닥에 등을 대고 누워서 양팔을 옆으로 편다.
② 두 다리를 볼 위에 올리고 무릎을 90도를 유지한다.
③ 허리와 엉덩이를 반듯하게 들어 올린다.
④ 복부근육에 집중하면서 10초간 유지한다.

63. 사통팔달 어깨 관절을위한 운동

어깨의 움직임은 어깨 관절을 둘러싸고 있는 '회전근개' 라는 근육의 작용으로 이뤄진다. 오십견은 상완골의 근육이 쇠약해져 어깨의 건판에 염증이 생긴 상태다. 이때 어깨는 심한 통증을 느끼고 팔을 올리거나 돌리는 일이 어렵다.

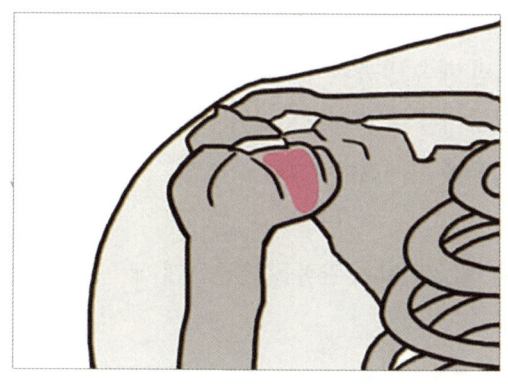

오십견 – 관절에 염증이 생김

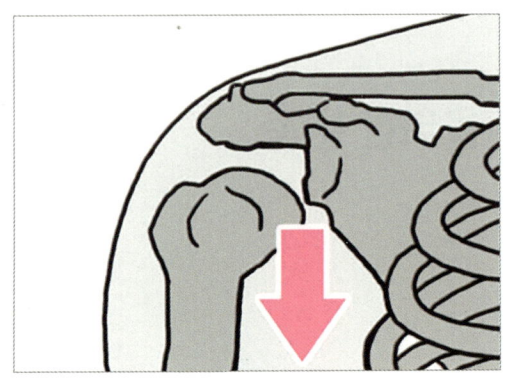

탈구 - 견봉이 빠져 어긋남

어깨 관절은 다른 관절에 비해 탈구가 많이 일어난다. 대학 때 일이다. 축구 경기를 하던 중 스로인Throw-in을 하고는 팔을 잡고 그 자리에 주저앉은 후배가 있었다. 어깨 관절이 탈구되었다. 어깨 관절은 다른 관절에 비해서 습관성 탈구가 자주 일어난다.

한번 탈구되면 계속 반복되어 어깨 내부구조가 손상될 가능성이 있다. 탈구의 경우 보호대를 하고 주변의 근육, 힘줄, 인대가 튼튼하게 감쌀 수 있도록 어깨 사용을 자제해야 한다.

습관성 탈구 예방과 어깨 관절을 튼튼하게 해주는 운동을 소개한다.

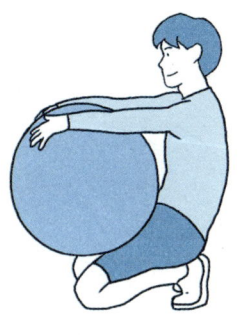
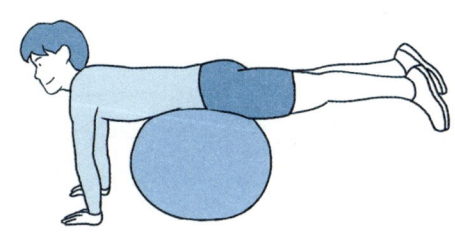

① 볼을 허벅지 위에 올리고 가볍게 잡는다.
② 볼 위에 엎드려서 앞으로 나온다. 볼이 복부에 왔을 때 두 손으로 바닥을 짚고 다리는 바닥과 수평이 되도록 곧게 편다.
③ 다시 원위치로 돌아간다. 10회 반복한다.

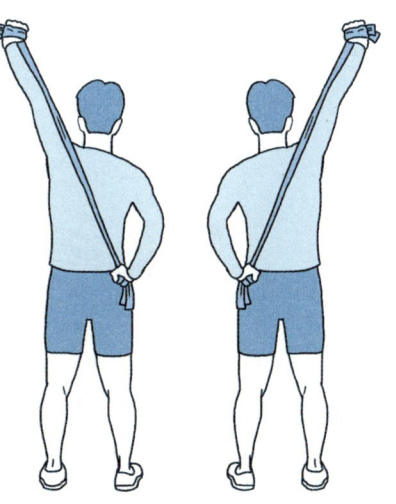

① 밴드를 어깨 너비로 잡고 등 뒤로 넘긴다.
② 오른손은 골반 위에 고정시키고 왼손은 대각선 위쪽으로 당긴다.
☞ 힘을 주고 밴드를 늘릴 때 숨을 내쉰다. 시작 자세로 돌아갈 때 밴드 길이를 조금씩 줄인다.

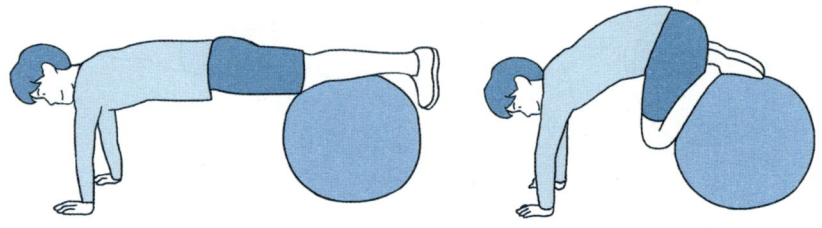

① 손으로 바닥을 짚고 엎드려 볼 위에 정강이를 올리고 허리와 무릎을 편다.
② 무릎을 가슴 쪽으로 당기면서 완전히 구부린다.
③ 중심을 잡으면서 10회 반복한다.

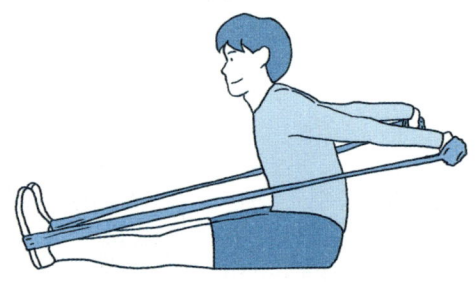

① 밴드의 중간을 양 발바닥에 걸어 손으로 잡고 허리를 곧게 펴고 앉는다.
② 상체를 곧게 편 상태에서 두 손을 최대한 뒤로 뻗으면서 10회 반복한다.
☞ 팔을 최대한 뒤로 뻗은 상태에서 잠깐 멈춘다.

64.
관절의 최고봉,
목 관절을 위한 운동

'목 관절'을 단순히 머리와 가슴을 연결해주는 부위로 알고 있지만, 목은 코와 입으로 들이마신 산소를 폐로 전달하며 동맥혈관을 통해 혈액이 심장에서 머리로 올라가는 통로다. 그래서 목 관절은 생명과 직결되기 때문에 관절 중에서 최고봉이다.

목은 눈, 코, 귀, 입의 기능을 통하여 외부 정보를 받아들이는 얼굴과 가장 가깝다. 그렇기 때문에 항상 긴장하고 경직되어 있다. 목 관절의 경직은 경동맥 혈관을 뻣뻣하게 만들어서 뇌압을 높일 수 있다.

그리고 오랜 시간 고개를 숙여 스마트폰을 보고 컴퓨터 작업을 하고 책을 보면 목 관절 특유의 C자 곡선이 길게 앞으로 뻗어져 일자 형태로 변형된다. 그래서 일자목, 거북목이 되기도 한다. 컴퓨터 모니터가 눈높이보다 낮을 경우 처음에는 똑바로 바라보다가도 점점 시간이 지나면 고개가 숙여지고 목이 앞으로 나온다.

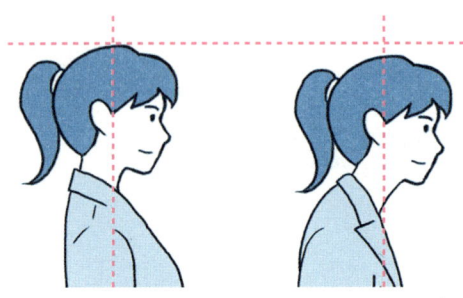
거북목 증후군

머리가 앞으로 또는 아래로 향하는 자세를 오래 지속 하면 목과 어깨의 근육, 척추에도 무리가 생겨 근육이나 뼈는 자동으로 굳고 통증이 생긴다. 이렇게 목 관절이 거북목으로 변형되면 목 관절의 통증 외에도 머리로 올라가는 혈액순환 기능이 떨어져 두통이 자주 발생한다.

아래 〈거북목 자가 테스트 질문〉 중 3개 이상 증상을 느낀다면 치료와 관리가 필요하다.

▶▶거북목 자가 테스트

내 용	✓
컴퓨터·스마트폰 사용을 자주 한다.	
머리가 어깨보다 앞으로 나와 있다	
손발이 항상 차고 자주 저리다.	
자고 일어났을 때 몸이 뻐근하다.	
목을 회전시켰을 때 소리가 난다.	
머리가 자주 아프다.	
자세가 구부정하다는 말을 자주 듣는다.	

출처: 연세힐마취통증의학과의원 홈페이지, 저자 재구성

목 관절을 튼튼하고 부드럽게 해주는 운동을 소개한다.

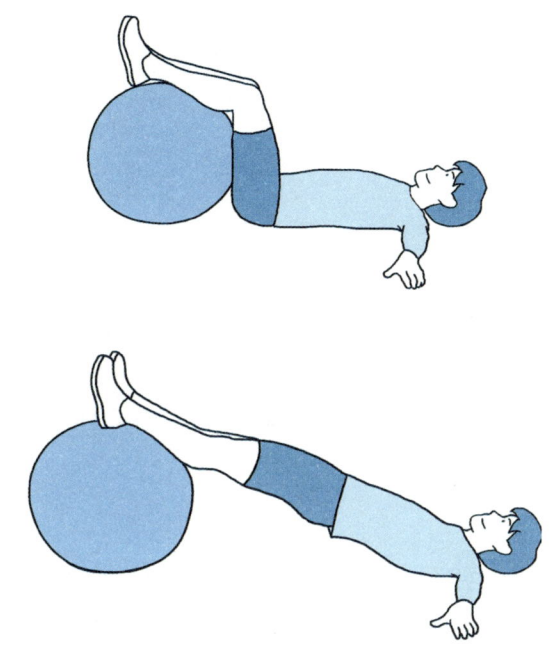

① 바닥에 등을 대고 누워서 양팔을 옆으로 편다.
② 두 다리를 볼 위에 올리고 무릎을 90도를 유지한다.
③ 허리와 엉덩이를 반듯하게 들어 올린다.
④ 복부근육에 집중하면서 10초간 유지한다.

65.
등 결림을 완화하기 위한 운동

평소 잘하지 않는 동작을 하면 등이 결린다. 예를 들면 운전석에서 뒤로 팔을 뻗어 뒷좌석의 물건을 집거나 한 손으로만 핸들을 과하게 돌릴 때 순간적으로 뜨끔! 한다. 보통은 결린 부분을 마사지 하거나 따뜻한 온탕에 들어가면 괜찮아진다.

등이 결리는 이유는 또 있다. 잘못된 자세에서 비롯된다. 잠을 잘 때 자세가 틀어지면 아침에 일어났을 때 몸이 찌뿌둥하고 전신이 결린다. 이럴 때는 바로 가벼운 스트레칭을 해야 뭉친 근육에 효과가 좋다.

등 결림의 또 다른 원인으로는 스트레스를 꼽는다. 갑작스러운 스트레스에 자율신경이 교란되어 혈액순환이 안 되고 통증을 유발하는 물질이 쌓인다.

그래서 갑작스러운 등 결림을 느끼면 스트레칭뿐만 아니라 심리적 이완도 함께하는 것이 좋다.

등 결림을 완화하기 위한 운동을 소개한다.

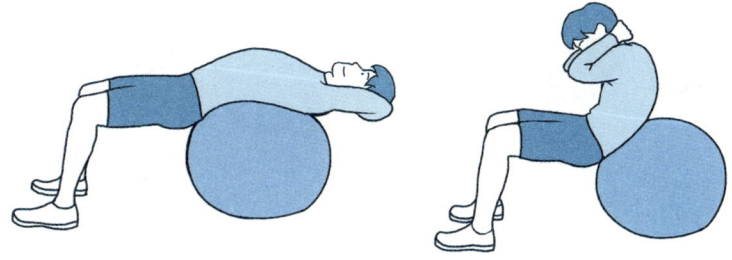

① 허리로 볼을 누르면서 상체를 완전히 뒤로 젖힌다.
② 두 손을 목 뒤에서 깍지 끼고 천천히 상체를 들어 올린다.
③ 윗몸일으키기 하듯 반복한다.

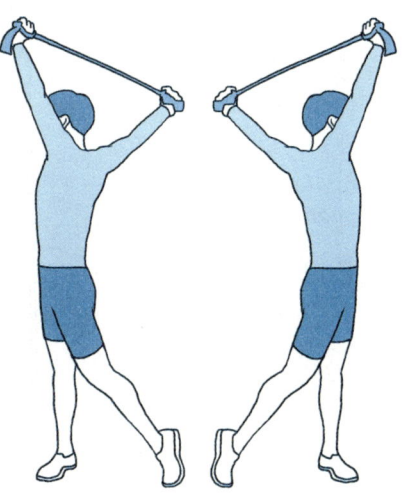

① 밴드를 어깨너비로 잡고 양팔을 머리 위로 올려 가볍게 늘인다.
② 몸통을 좌우로 천천히 돌린다.
③ 좌우 각각 10회 반복한다.
☞ 두 발의 간격이 어깨보다 넓어야 한다.

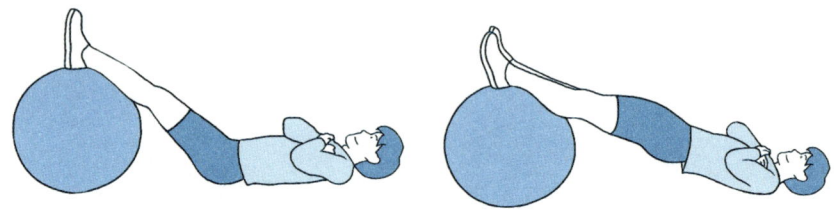

① 바닥에 누워서 팔짱을 낀다.
② 복부에 힘을 주고 등과 엉덩이를 반듯하게 편 상태에서 10초간 유지한다.

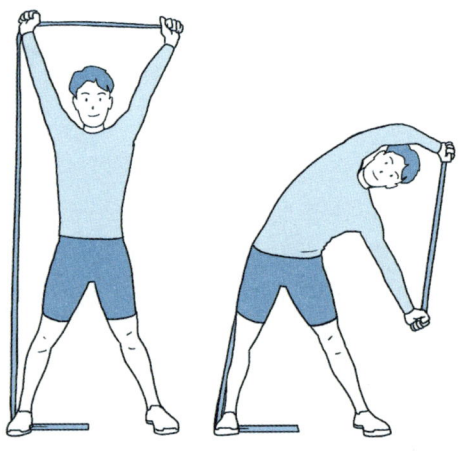

① 밴드 끝을 밟고 양 팔을 들어 올려 밴드를 7자로 만든다.
② 천천히 숨을 내쉬면서 팔과 허리를 옆으로 넘긴다.
③ 좌, 우 각각 10회 반복한다.
☞ 옆으로 넘길 때 밴드가 몸에 붙어야 한다.

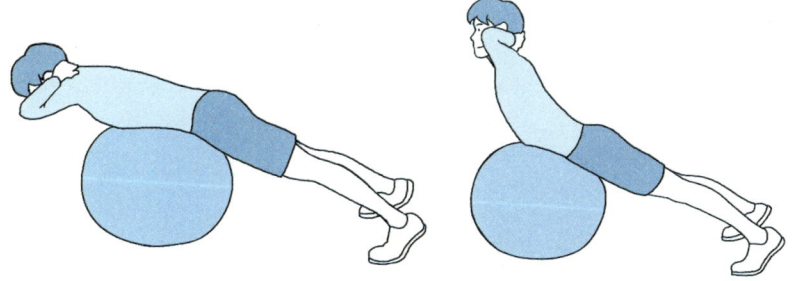

① 볼 위에 엎드려 손은 목 뒤에서 깍지 끼고 고정한다.
② 복근으로 볼을 누르면서 서서히 상체를 뒤로 젖힌다.
③ 10회 반복한다.

감사의 글

이 책을
'걷고 싶은 도시, 진해 만들기'를 위해
14년을 함께 하고 있는
진해걷기운동지도자 여러분께 바칩니다.

끝내는 글

그곳에 닿기를 바랍니다.

저자는 "그곳에 닿기를 바랍니다."라는 인사말을 좋아한다. 어디로 향해 가는지 살펴보고, 무엇을 보고 이정표 삼아 가는지 생각하게 하는 말이다.

그곳에 닿기 위해서는 항상 그곳으로 향해 가고 있는 '지금'을 의식해야 한다. 아무 생각 없이 가다가는 예상치 못한 낯선 길을 만나 헤매는 어려움을 겪는다.

한 걸음, 한 걸음마다 바른 걷기 자세를 의식하면서 걸어야 한다. 자세를 의식하면서 걷는 것은 어렵지만 새로운 봄을 맞이하려면 추운 겨울을 보내야 하는 것처럼 바른 걷기 자세를 체득하기 위해서는 달리 방법이 없다.

딱, 일주일만 바른 자세를 의식하면서 걸어보자. 걷다 보면 배에 힘주는 것도 깜빡하고 바른 자세를 깜빡할 수도 있다. 그래도 바른 자세로 걷고자 다짐한 사람은 매 순간마다 자신의 걷기 자세를 알아차린다.

끝으로 《바로 Walking》이 당신이 꿈꾸는 그곳에 무사히 닿을 때까지 늘 함께하는 친구가 되었으면 하는 바람이다.

참고문헌

강병기(2009). 《걷고 싶은 도시라야 살고 싶은 도시다》. 서울:보성각.
김창영·이세용·강태규(2020). 족궁(foot arch) 높이 특성차이가 신체 동적 균형 능력에 미치는 영향. 한국스포츠학회지 18(3). 1351-1358.
김호겸(2018). 《산림치유지도사 1급 정복하기》. 서울:교우미디어.
모리모토 가네히사 외(2011). 《산림치유》. 서울:전나무숲.
박평문(2015). 걷기지도자양성교육을 위한 가이드북. 건강마을제작소.
박평문(2021). 피드백 관점으로 본 걷기 결정 요인의 동태적 관계분석. 한국 시스템 다이내믹스 학회 하반기 학술대회 논문 발표집
박평문·이규승(2017). 《장수는 위험하다》. 서울:시간여행.
보건복지부·한국건강증진개발원(2020). 한국인을 위한 걷기 가이드라인.
보건복지부(2020). 《2020년 지역사회통합건강증진사업안내서》
리베카솔닛(2017). 《걷기의 인문학》. 서울:반비.
세계일보(2015). 노인 걷는 속도 느려 졌다면 '치매' 위험신호. 2015.12.03. 일자.
http://www.segye.com/newsView/20151203001615?OutUrl=daum
스포츠조선(2015). 美 연구팀 "걷는 속도 자주 바꾸면 최대 칼로리 20% 더 소모".
https://sports.chosun.com
아오키아키라(2015). 《불편해야 건강하다》. 서울:바다출판사.
연세힐마취통증의학과의원 홈페이지. 거북목 자가테스트 질문.
https://blog.naver.com/heal5221/222458020311
스펜서 존슨(2015). 《누가 내 치즈를 옮겼을까?》 서울:진명출판사.
조정환(2014). 사회가 달라져야 신체활동실천율도 증가한다. 건강증진 리서치브리프 제2호.
중앙치매센터(2020). 대한민국 치매 현황 2019. 중앙치매센터.
클린턴 오버·시티븐 시나트라(2011). 《어싱_땅과의 접촉이 치유한다》. 서울:히어나우시스템.
Darren E R Warburton·Shannon S D Bredin(2016). Reflections on Physical Activity and Health: What Should We Recommend? Review Can J. of Cardiol.. 32(4):495-504.
David Hupin(2016). 15 minutes daily exercise may be reasonable target in older adults. ScienceDaily.
Marily Oppezzo·Daniel L Schwartz(2014). Give your ideas some legs: the positive effect of walking on creative thinking. J Exp Psychol Learn Mem Cogn. Jul;40(4):1142-52.
World Health Organization(2018). Physical Activity. [online] Avaliable at:
https://who.int/new-room/fact-sheets/detail/physical-activity.